fit und frisch im Alter

IMPRESSUM

2018 – Manfred Breddermann

1. Auflage

ISBN: 9 783752 848 632

Herstellung und Verlag:

Books on Demand GmbH, Norderstedt

fit und frisch im Alter

körperlich und geistig beweglich bleiben

Manfred Breddermann

INHALTSVERZEICHNIS

Vorwort

Wie alt wir werden, liegt nicht in unserer Macht. Aber ob das Alter zur Qual wird, oder vielleicht die schönste Zeit des Lebens sein kann, dass jedoch ist wesentlich von uns selbst abhängig. Wenn ich Ihnen im Folgenden dazu einige Empfehlungen geben darf, geht es nicht um irgendwelche Wundermittel oder Jungbrunnen Anleitungen. Es geht darum, unser normales Alltagsleben mit der richtigen Lebenseinstellung sinnvoll zu gestalten. Dazu gehört unter anderem eine vernünftige Ernährung, ausreichende Bewegung, sowie ein Vertrauen zu sich selbst.

Als heute 83-jähriger bin in der glücklichen Lage, seit einigen Jahren mein Leben nahezu uneingeschränkt genießen zu dürfen und hoffe auf viele weitere Jahre. Dabei ist in meinem Leben so manches schief gelaufen. Neben finanziellen Krisen, blieb ich auch nicht von einigen Operationen verschont. Rückblickend glaube ich allerdings, dass solche Erfahrungen die persönliche Entwicklung sogar fördern können.

Nach meinem Hochschulabschluss in Hannover habe ich zunächst als Bauingenieur gearbeitet, war verantwortlicher Leiter von größeren Bauunternehmen und wissenschaftlicher Mitarbeiter an der TU Braunschweig. Später gründete ich dann ein eigenes Ingenieurbüro. Gesundheitliche Probleme veranlassten mich schon früh, nach Behandlungsmöglichkeiten in der Naturheilkunde zu suchen. Daraus folgte vor circa 30 Jahren die Zulassung zum Heilpraktiker.

Die Naturheilkunde nimmt für sich in Anspruch, entgegen der Schulmedizin nicht die Symptome zu bekämpfen, sondern die Ursachen einer Erkrankung zu beseitigen. Aber ganz so einfach funktioniert das leider nicht. Viele Ursachen liegen in unseren inneren Belastungen, Sorgen und Ängsten. Diese Ursachen schädigen nicht nur unsere Gesundheit, sondern auch ganz allgemein unser Wohlbefinden. Zudem hindern sie uns daran, unsere Lebensgestaltung positiv zu verändern.

Selbstverständlich müssen wir für unsere Zukunft sorgen, aber das können wir nur optimal und produktiv, wenn wir uns von dem lösen, was nicht mehr zu ändern ist. Wir leben in unseren Gedanken mit unseren Sorgen und Problemen in der Vergangenheit und vermasseln uns das Heute. Positives Denken oder gar psychologische Therapien helfen hier nicht weiter, es ist eine Frage der eigenen Lebenseinstellung, und die lässt sich mit etwas Mühe verbessern.

Was ich Ihnen im Folgenden zu diesen Themen beschreibe sind keine allgemein gültigen Rezepte, jeder hat seine eigenen Vorstellungen, Möglichkeiten und Probleme. Es ist meine persönliche Lebensanschauung, die ich Ihnen mit konkreten Beispielen erläutere. Ich kann nicht garantieren, dass Sie damit auch glücklich werden, ich hoffe aber, dass einige Dinge auch für Sie nützlich sind.

Besonders am Herzen liegt mir, Sie zu überzeugen, wie wichtig eine ausreichende Bewegung ist, gerade im Alter. Übernehmen Sie selbst die Verantwortung über Ihr Leben und versuchen Sie Operationen und pharmazeutische Gifte auf das Notwendigste zu beschränken. Es ist zwar nie zu spät damit zu beginnen, allerdings im Pflegeheim hilft Ihnen das auch nicht mehr.

Bei verschiedenen Altersbeschwerden und Erkrankungen können Sie Ihren Anteil zur Gesundung beitragen. Auf Grund meiner eigenen positiven Erfahrung empfehle ich Ihnen, dabei die außergewöhnliche Heilkraft des Chaga-Pilzes zu nutzen. Dieser Heilpilz hilft Ihnen nicht nur bei Diabetes II und Bluthochdruck, er regeneriert auch nahezu alle Körperfunktionen. Aber alle meine Empfehlungen zu Gesundheitsfragen sollen auf keinen Fall eine ärztliche Untersuchung, Behandlung und Betreuung ersetzen.

Kapitel I - Gesundheit

Gesundheit

Als wichtigste Voraussetzung für ein glückliches Leben gilt zu Recht unsere Gesundheit. Bei allen Glückwünschen steht die Gesundheit im Vordergrund. Aber kann man sich Gesundheit überhaupt wünschen? Wer soll uns diesen Wunsch erfüllen, von wem erwarten wir das Geschenk der Gesundheit? Unser Geschenk besteht darin, dass wir einen wunderbaren Körper mit bekommen haben, der unter bestimmten Voraussetzungen nicht krank wird und dessen Zellen sich ständig erneuern.

Unser Wunsch gesund zu bleiben geht ins Leere, wenn wir nicht selbst die Verantwortung für unsere Gesundheit übernehmen. Es geht doch um unsere eigene Gesundheit, um unser eigenes Leben. Lassen Sie nicht Dritte darüber entscheiden, was für Sie gut oder schlecht ist. Das gilt nicht nur für die Meinung Ihres Nachbarn, sondern vor allem für die meisten medizinischen Empfehlungen und Notwendigkeiten.

Das bedeutet aber keineswegs, dass Sie nicht ärztliche Hilfe in Anspruch nehmen müssen, oder notwendige Operationen ablehnen sollen. Aber Sie sollten auch bei Ihrem vertrauten Hausarzt die Notwendigkeit seiner Verschreibungen kritisch hinterfragen und mögliche Nebenwirkungen ernst nehmen. Versuchen Sie als „informierter Patient" in die Behandlung zu kommen.

Natürlich ist das für einen medizinischen Laien nicht einfach, auch wird dadurch das Vertrauen zum Arzt infrage gestellt. Und das ist wirklich ein Problem. Es gibt Forschungsergebnisse, nach denen das Vertrauen zum Arzt für die Heilung wichtiger sein kann als das richtige Medikament. Die Placebos mit überzeugenden Heilungsversprechen waren nachweislich wirkungsvoller als das entsprechende Medikament mit Hinweisen auf mögliche Nebenwirkungen.

Seien Sie besonders kritisch bei komplizierten Operationen. Die Medizintechnik hat heute einen hervorragenden Standard erreicht. Aber sie darf nicht zum Selbstzweck werden. Aus den Medien wird Ihnen bekannt sein, in welchem Umfang unnötige Operationen durchgeführt werden, zum Beispiel an der Wirbelsäule, an Gelenken oder auch bei Kaiserschnitten.

Vor ein paar Tagen lief im Fernsehen ein Bericht über unsere Kliniken. Ärzte und auch Chefärzte berichteten über ihre Probleme in den Kliniken. Die heutigen Kliniken liegen im ständigen Konkurrenzkampf untereinander und stehen unter Kostendruck. Um nicht schließen zu müssen, werden die Ärzte aufgefordert, jede nur irgendwie vertretbare Operation durchzuführen und möglichst profitable Geräte zu nutzen. Zudem wird unverantwortlich an Ärzten und Personal gespart.

Mich bedrückt sehr, dass ich die Operation bei meiner Nichte nicht verhindert habe.. Ihr Hausarzt konnte eine Entzündung in der Kiefernhöhle nicht ganz zum Abheilen bringen und überwies sie zu einem Professor der Neurochirurgie. Der stellte in der unmittelbaren Nähe der Gehirnhaut einen grauen Fleck als Ursache fest und empfahl eine sofortige Operation. Ich bat meine Nichte, damit erst einmal zu warten und das Ergebnis der Untersuchung mit Ihrem Hausarzt zu besprechen. Als Facharzt für HNO riet dieser zunächst von der gefährlichen Operation ab. Änderte dann aber seine Meinung, nachdem ihn der Professor angerufen hatte.

Die Operation verlief hervorragend und bestens, allerdings konnte der Fleck nicht ganz beseitigt werden. Mit der Folge, dass meine Nichte sechs Wochen lang in einer Spezialklinik in Marburg täglich bestrahlt wurde. Heute, fast ein Jahr danach, ist meine Nichte immer noch nicht arbeitsfähig und krank geschrieben. Die Operation war technisch fehlerfrei und niemand fühlt sich verantwortlich.

Dieses schlimme Beispiel zeigt deutlich die Problematik der heutigen Medizin. Es ist müßig die Profitgier der Pharmaindustrie zu kritisieren, das gesamte „Gesundheitssystem" hat immer weniger mit unserer Gesundheit zu tun. Gesundheit wird nur proklamiert, tatsächlich geht es um das große Geschäft mit der Krankheit. Ihr Hausarzt mag eine Ausnahme sein, aber auch er hat heute keine freie Auswahl an Medikamenten und Behandlungen.

Unser „Gesundheitssystem" gilt als das beste in der Welt. Das mag richtig sein, aber bietet es auch die beste Gewähr für unsere Gesundheit? Die Medizin-Lobby ist so mächtig geworden, dass sie bestimmen kann, was gut oder schlecht ist. Grenzwerte werden herauf- oder heruntergesetzt, je nachdem was für den Umsatz förderlich ist. Und die politischen Verantwortlichen sind offensichtlich nicht in der Lage diese Entwicklung auf zu halten.

Die Macht der Medizin basiert aber weniger auf ihrer wirtschaftlichen Stärke, sondern vor allem auf ihrem wissenschaftlichen Anspruch. Und das beeinflusst nicht nur die politischen Entscheidungen, sondern macht es dem Patienten sehr schwer, selbst Verantwortung zu übernehmen.

Ich möchte auf weitere negative Beispiele verzichten, wo der Glaube an die Medizin negative Folgen hatte. Wer sich für eine ausführliche Darstellung der Problematik der heutigen Medizin interessiert, dem empfehle ich die Veröffentlichungen des Arztes Dr. Leonard Coldwell. Unter anderem sein Buch: „Instinktbasierte Medizin, Wie Sie Ihre Krankheit und Ihren Arzt überleben".

Gestützt auf zahlreiche Forschungsergebnisse und Statistiken ist er der Überzeugung, dass die heutige Medizin eher krank als gesund macht. Nach ihm basiert die heutige Medizin nur noch auf Glauben und keineswegs auf wissenschaftlichen Grundlagen. Zudem sei sie aus geschäftlichen Gründen eher an der Erhaltung von Krankheiten als an Gesundheit interessiert.

Nun werden Sie sicherlich fragen, was hat das alles mit meiner Fitness im Alter zu tun? Wenn Sie über viele Jahre 5 bis 10 pharmazeutische Medikamente täglich schlucken, dürfen Sie sich nicht wundern, wenn Sie im Alter an chronischen Beschwerden leiden. Der erste und wichtigste Schritt, um im Alter fit und frisch zu bleiben, ist die Vermeidung von Vergiftungen. Leider ist unsere übliche Ernährung auch nicht frei von Giftstoffen, aber die größten Giftquellen sind in unseren Medikamenten

Sie sollen aber keineswegs auf notwendige Medikamente verzichten, auch wenn Ihnen die aufgeführten Nebenwirkungen nicht behagen. Die Behandlung der akuten Erkrankung hat Vorrang. Unser Körper hat eine große Toleranzbreite bis zu einer Schädigung und kann auch Gifte selbst abbauen. Das Problem ist die Einnahme über lange Zeit und die Vielzahl von Medikamenten. Sie können sich nicht nur gegenseitig aufheben, sie können auch die Nebenwirkungen verstärken.

Wenn ein Patient mit chronischem Leiden in meine Praxis kam, gab es immer eine Liste von Medikamenten, die er häufig bereits über Jahrzehnte eingenommen hat. Das Problem besteht darin, das einmal verschriebene Medikamente nicht mehr abgesetzt werden und immer neue dazu kommen

Aber was bedeutet eigentlich „Gesundheit"? Es gibt keine absolute Gesundheit, das ist nur ein sehr relativer Begriff. Ist es nicht so, dass wir alle nicht ganz gesund sind, aber fühlen wir uns deshalb auch alle krank? Zweifelsohne können schwere Erkrankungen unser Leben verleiden und große Sorgen bereiten. Aber in allen anderen Fällen hängt es entscheidend davon ab, wie wir mit den Störungen unserer Gesundheit umgehen. Auch wenn wir nicht ganz gesund sind, können wir uns gesund fühlen und entsprechend unser Leben gestalten. Das wichtigste Element der Gesundheit besteht darin, sich selbst zu lieben, zu respektieren und zu akzeptieren, so wie Sie wirklich sind und wie Sie sich fühlen.

Wie oben bereits erwähnt, bin ich mit über 80 Jahren noch fit und frisch. Ich fühle mich sogar gesund, obwohl ich ein künstliches Hüftgelenk habe und nach einer Beckenvenen-Thrombose Kompressionsstrümpfe tragen muss. Ich bin absolut beschwerdefrei und alle Körperfunktionen sind noch intakt

Das bekam ich aber nicht um sonst geschenkt. Im Wesentlichen verdanke ich das meinen konsequenten Bewegungs- und Atemübungen und der Vermeidung von Giftbelastungen jeglicher Art. So ganz komme ich an Giften aber auch nicht vorbei. Bei mir will man Erbfaktoren festgestellt haben, die Thrombosen verursachen können. Dementsprechend muss ich jetzt bis zum Lebensende das „Rattengift" Marcumar einnehmen, zum Glück nur eine halbe Tablette täglich. Marcumar hat einen schlechten Ruf, es soll verschiedene Funktionsstörungen auslösen. Das konnte ich bei mir aber noch nicht feststellen. Im Gegenteil, alle meine Organe scheinen besser durchblutet zu werden und diese Erfahrung mache ich jetzt über fast zehn Jahre.

An unserem „Gesundheitssystem" können wir nichts ändern. Im Prinzip bleiben wir auf die Hilfe des Arztes angewiesen, ausnahmslos bei schweren Erkrankungen. Wir haben nur beschränkte Möglichkeiten bei einer Erkrankung selbst etwas zu tun. Aber wir sollten uns vor jeder Behandlung möglichst gut informieren und uns nicht bedingungslos der Medizin ausliefern. Auch die beste Krankenkasse kann nicht unsere Gesundheit garantieren. Im letzten Teil dieses Buches finden Sie einige der häufigsten Erkrankungen im Alter und Möglichkeiten der Selbsthilfe.

Gesundheit und Bewegung

„Ich müsste mich mehr bewegen"! Diese Einsicht ist zwar heute ein Allgemeingut, aber keiner tut es wirklich. Offensichtlich hat noch niemand richtig begriffen, wie direkt unsere Gesundheit von ausreichender Bewegung abhängig ist.

Unser Körper braucht die Bewegung, so wie er Essen und Trinken benötigt. Das gilt in erster Linie für unsere Gelenke, die regelrecht „verhungern" und sich nicht mehr regenerieren können, wenn sie sie nicht täglich ausreichend bewegt werden.

Warum ist das heute so wichtig geworden und notwendiger als in früheren Zeiten? Früher mussten wir uns zwangsweise viel bewegen, ohne ausreichende Bewegung konnten wir kein vernünftiges Leben führen. Heute haben wir uns zu einer Sitzgesellschaft entwickelt.

In den letzten 100 Jahren haben sich unsere Lebensumstände umfangreicher verbessert, als in den letzten 10.000 Jahren. Durch den großartigen technischen Fortschritt hat sich auch unsere Arbeitswelt verändert. Körperlich anstrengendes Arbeiten wird heute weitgehend durch Maschineneinsatz ersetzt und fast alle Tätigkeiten können im Sitzen ausgeführt werden.

Mit dem technischen Fortschritt haben wir unsere Lebensumstände positiv verändert. Aber was ist mit unserem Körper und seinen Funktionen? Den können wir nicht verändern, der kann sich nicht fortschrittlich weiter entwickeln. Unsere fortschrittliche Medizin kann auch nur besser reparieren.

Unser Körper ist ein Wunderwerk in der biologischen Entwicklung. Die wichtigsten Lebensvorgänge reguliert er ohne unser Zutun. Seine Gebrauchsanweisung steht nirgendwo geschrieben, zur Sicherheit ist sie im Körper selbst integriert:

Alles was gut schmeckt und gut riecht ist für ihn gesund. Mit dem Hungergefühl verlangt er nach Nahrung. Für die Beschaffung von ausreichender Nahrung ist eine ausreichende Bewegung erforderlich, die wiederum Kreislauf und Gelenke gesund erhält.

Diese natürliche Gebrauchsanweisung setzt aber bestimmte Lebensbedingungen voraus, Bedingungen, die über Jahrtausende weit gehend vorhanden waren, heute aber von uns ganz entscheidend geändert wurden.

Und wenn wir diese Voraussetzungen nicht mehr erfüllen, sind wir gezwungen, selbst zu entscheiden, was für unseren Körper gesund ist oder nicht. Das heißt, für die richtige Gebrauchsanweisung für unseren Körper sind wir jetzt selbst verantwortlich.

Im heutigen Supermarkt schmeckt und riecht alles gut, aber meist nur, weil es künstlich „veredelt" wurde. Das Nahrungsangebot ist zwar erfreulich vielfältig, aber das Richtige heraus zu finden ist nicht einfach. Bio ist auch nicht immer echtes Bio. Zudem wechselt die „richtige Ernährung" mit den Jahren und den Experten.

Zum Glück ist unser Verdauungssystem sehr tolerant, geringe Mengen an Schadstoffen können wir schon verkraften. Außerdem macht sich das Alarmsystem der Verdauung meist rechtzeitig bemerkbar, um Schlimmeres zu verhindern.

Weitaus gefährlicher ist es für unsere Gelenke, die auf eine ausreichende Bewegung angewiesen sind und durch chronischen Bewegungsmangel geschädigt werden. Von unserem Fehlverhalten werden wir erst aufgeschreckt, wenn die Schädigung der Gelenke bereits begonnen hat.

Mit wenigen Ausnahmen leiden wir heute alle an einem Bewegungsmangel und sind entsprechend gefährdet, unabhängig vom Alter. Jeder sollte daher dafür sorgen, diesen Mangel auszugleichen. Ich biete Ihnen zu diesem Zweck bestimmte Ausgleichsübungen an, mit denen Sie Gelenkschäden und Durchblutungsstörungen am einfachsten vermeiden können.

Neben der Erhaltung Ihrer Gesundheit bieten Ihnen diese Übungen aber noch mehr: Sie werden sich wohler und frischer fühlen und auch entspannter schlafen können Der Stoffwechsel wird beschleunigt und Sie werden überschüssige Pfunde verlieren. Das heißt, Sie werden abnehmen, ohne beim Essen auf irgendetwas verzichten zu müssen.

Mit diesen Übungen halte ich mich selbst seit vielen Jahren in Form. Auch mein früher erreichtes Idealgewicht bleibt erhalten, obwohl ich gerne reichlich und gut esse.

Bewegung ist Leben

Bewegung ist Leben, Bewegung ist für unsere Gesundheit eine Voraussetzung. Jeder weiß das, aber nur wenige nehmen das ernst. Natürlich bewegen wir uns immer in irgendeiner Form. Sicherlich gibt es weiterhin Berufe und Aufgaben, bei denen wir uns zwangsweise viel bewegen müssen und froh sind, uns im Sitzen auszuruhen. Aber die meisten von uns arbeiten heute im Sitzen und sitzen abends wieder vor dem Fernseher.

Am wenigsten bewegen wir uns bei der Arbeit am Computer. Wir schauen stundenlang auf den Bildschirm, wobei unser Körper regungslos, wie in einer Schockstarre verbleibt. Selbst die Augen bewegen sich nur minimal

Wenn dieser Zustand über Stunden so eingehalten wird und dazu noch täglich stattfindet, gefährden wir unsere Gesundheit in mehrfacher Hinsicht. Die akuteste Gefahr besteht in der Durchblutungsstörung der Beine. Vor allem, wenn bereits eine Venenschwäche vorliegt, kann ohne Vorwarnung eine gefährliche Thrombose entstehen.

Durch das lange Sitzen in erstarrter Haltung leidet der gesamte Kreislauf, mit den Auswirkungen auf alle Organe. Wenn dann noch das Sitzen vor dem Fernseher hinzukommt, werden allmählich Ihre Muskel und Ihre Gelenke verkümmern, wenn Sie nicht Ihren Bewegungs-Mangel ausgleichen.

Warum chronischer Bewegungsmangel vor allem Ihren Gelenken schadet, habe ich in meinem Arthrose-Buch ausführlich begründet. Es geht um die Ver- und Entsorgung der Gelenke, die allein bei ausreichender Bewegung möglich ist.

Der angeborene Bewegungsdrang des Kindes geht mit dem älter werden verloren. Lediglich im Sport wird Bewegung noch als

Freude empfunden, darüber hinaus jedoch nur noch als anstrengende Arbeit betrachtet.

In den Anfängen als Turnerbewegung galt der Sport als Körperertüchtigung und eben als Gesundheitssport. Heute teilt man ihn ein in den Leistungssport und den Freizeitsport. Der heutige Leistungssport hat mit der körperlichen Gesundheit nur noch wenig zu tun. Seine Werte liegen mehr auf der psychischen Ebene, er entspricht unserem Streben nach Leistung und gewinnen zu wollen.

Der Freizeitsport bietet den Vorteil, uns spielerisch in Bewegung zu halten. In soweit ist jede sportliche Betätigung für die Gesundheit förderlich. Aber einmal wöchentlich Sport zu betreiben, kann leider den täglichen Bewegungsmangel nicht ausgleichen. Und täglich Zeit für einen Sport zu haben, bleibt nur den wenigsten vorbehalten.

Wenn ich nur einmal in der Woche intensiv Sport betreibe und an den restlichen Tagen mich kaum bewege, besteht zudem die Gefahr, dass ich mich überfordere. Das gilt für den Kreislauf, aber auch für die Gelenke und Muskeln.

Grundlagen und Anwendung

Welche Möglichkeiten gibt es, unseren chronischen Bewegungsmangel sinnvoll auszugleichen? Wer möglichst täglich läuft, schwimmt oder Rad fährt, benötigt zusätzlich keine Ausgleichsübungen. Für alle anderen, die das nicht können oder wollen, sind aber Ausgleichsübungen erforderlich.

Das müssen nicht unbedingt meine empfohlenen Übungen sein, es gibt viele andere gute Übungsprogramme, die Ihnen vielleicht besser gefallen. Sie können auch Ihr eigenes Übungsprogramm zusammenstellen. Wichtig ist, dass Sie sich ausreichend bewegen und das täglich.

Ergometer: Eine brauchbare Alternative bietet das Ergometer, das Standfahrrad. Damit wird das Fahrradfahren auch bei Regenwetter möglich. Achten Sie beim Kauf eines Ergometers darauf, nicht unnötig viel Geld für den Herstellernamen ausgeben. Je mehr Technik diese Geräte haben, umso anfälliger sind sie.

Quälen Sie sich nicht mit höheren Belastungsstufen, es reicht aus, wenn Sie auf der niedrigsten Stufe täglich 5 bis 10 Minuten „fahren". Damit bewegen Sie fast Ihren gesamten Körper. Für Ihre Schultergelenke machen Sie anschließend noch einige Lockerungsübungen, zum Beispiel das Armschwingen.

Ob Sie nun mit dem Ergometer „trainieren", oder das folgende Übungsprogramm durchführen, sollten Sie in jedem Fall noch folgendes tun: **Gehen Sie möglichst täglich noch 10 bis 15 Minuten spazieren.** Ich musste bei mir selbst feststellen, dass man längeres Gehen „verlernt", wenn es vernachlässigt wird.

Das folgende Übungsprogramm ist mein persönliches Programm, das ich seit vielen Jahren täglich ausführe. Es trägt wesentlich dazu bei, dass ich jetzt im höheren Alter noch sehr gut beweglich und beschwerdefrei bin. Die einzelnen Übungen sind

23

Bestandteile meiner langjährigen Behandlung von Gelenkproblemen meiner Patienten.

Welche Voraussetzungen sollten wirksame Ausgleichsübungen erfüllen? Zum Vergleich nehme ich die ideale Ausgleichsübung, den Waldlauf. Der Waldlauf bietet folgende besondere Merkmale: Die Gelenke werden bewegt bei einer ausgewogenen Belastung – alle Muskeln des Bewegungsapparates werden an- und entspannt – die Atmung wird vertieft und die Sauerstoffaufnahme verstärkt – durch Anstrengung und Bewegung wird der Kreislauf angeregt.

In meinem Übungsprogramm finden Sie diese Merkmale wieder. Im Vordergrund steht die Bewegung der Bein- und Fußgelenke. Aber auch der gesamte Bewegungsapparat wird angesprochen. Ein wichtiger Bestandteil ist die Atmung. Nicht nur im Sitzen, sondern immer atmen wir nur „flach", der größte Teil der Lungen wird kaum genutzt. Daher wird in den Übungen die Tiefatmung in mehreren Varianten ausgeführt, um die Lungen zu belüften.

Die Atemübungen und die Standübungen sollten möglichst im Freien durchgeführt werden, zu mindest bei geöffnetem Fenster. Der Zeitpunkt für die Übungen spielt keine Rolle, allerdings nicht unmittelbar nach dem Essen. Sie brauchen für die Übungen keine Vorbereitung. Die Gesamtzeit für alle Übungen beträgt nur wenige Minuten.

Die in den Übungsbeschreibungen genannten Häufigkeiten, sind empfohlene Richtwerte, mit denen Sie die Wirksamkeit der Übung ohne Überanstrengung erreichen können.

Kapitel II - Bewegungsübungen

Übersicht der Standardübungen

A   Übungen im Sitzen
A-1 Beindurchblutung
A-2 Hüfte strecken
A-3 Körper aktivieren

B   Übungen im Stehen
B-1 Beinlockerung
B-2 Körperschwingen
B-3 Zehen-Hacken
B-4 Standlaufen
B-5 Knie anheben
B-6 Engel fangen
B-7 Liegestütz im Stehen

C   Atmungsübungen
C-1 Arme schwingen
C-2 chaotische Atmung
C-3 Vollatmung
C-4 Stützatmung

D   Übungen am Boden
D-1 Atmung im Liegen
D-2 Rückenrolle
D-3 Becken heben
D-4 Brust strecken
D-5 Liegestützschwingen

E   Übungen im Bett
E-1 Füße lockern, strecken
E-2 Körperstreckung
E-3 Synchronisation

Im Anschluss an die folgenden Übungsbeschreibungen finden Sie eine weitere Übersicht mit skizzenhafter Darstellung der Übungen.

A Übungen im Sitzen

Vor allem wenn Sie vor dem Computer sitzen und konzentriert arbeiten, verharrt Ihr Körper in einer „Stocksteife" über längere Zeit.

Wenigstens einmal in der Stunde sollten Sie diesen Zustand unterbrechen und sich in irgendeiner Form bewegen. Zum Beispiel einmal aufstehen und ein paar Schritte machen. Es ist nicht so entscheidend, was Sie tun, aber sehr wichtig, dass Sie etwas tun.

Mein Vorschlag dazu sind die folgenden, ganz einfachen Übungen, die sich leicht einprägen. Ohne Vorbereitung und ohne groß zu überlegen, kann man sie, fast automatisch, immer wieder einbinden.

Diese ersten leichten Übungen werden für Sie wahrscheinlich nichts Neues sein. Aber gut und neu wäre es, wenn Sie sie wirklich auch regelmäßig ausführen.

A-1 Beindurchblutung

Mit beiden Füßen die Zehen und die Hacken im Wechsel anheben und dabei die Unterschenkel anspannen.

Dann zügiges „Sitzlaufen", die Zehen bleiben am Boden, die Knie werden im Wechsel angehoben.

Dann ein Knie möglichst hoch anheben und mehrmals den Unterschenkel nach vorn auspendeln. Danach auch das andere Bein auspendeln.

Häufigkeit: jeweils etwa 10 Mal

Soweit möglich: Danach die Beine hochlegen

29

A-2 Hüfte strecken

Auf die vordere Hälfte des Stuhls setzen, nach vorn gebeugt mit beiden Händen auf die Knie abstützen. Dann das Gesäß kräftig nach hinten und oben strecken.

Bei allen kräftigen Streckübungen zunächst einmal mit halber Kraft anspannen und erst beim zweiten Mal mit voller Kraft.

Häufigkeit: wenigstens zwei Mal und jeweils für 2 bis 3 Sekunden die Anspannung halten.

Mit dieser Streckübung dehnen Sie Ihre Muskeln im Kreuzbereich. Geben Sie Ihren Muskeln ein paar Sekunden Zeit, sich zu dehnen. Das heißt, schieben Sie Ihr Gesäß langsam nach hinten und versuchen Sie es dann anzuheben. Ihr Körper kennt diese Anspannung nicht. Er könnte mit Muskelkater reagieren, wenn Sie im Anfang zu viel Kraft einsetzen.

Diese sehr einfache Übung stärkt nicht nur Ihr Kreuz, sondern bewirkt auch eine starke Durchblutung Ihres Unterleibs und Ihrer Beine, was Sie deutlich spüren können.

A-3 Körper aktivieren

*Sie sitzen auf einem Stuhl und legen Ihre Handflächen vor Ihrer Brust gegeneinander. **Dann drücken Sie mit der gesamten Handfläche Ihre Hände zusammen, also Finger und Handballen gleichzeitig.** Sie spüren jetzt den Druck in den Armen und im Rückenbereich.*

Die zusammengedrückten Hände führen Sie dann langsam nach oben und anschließend nach unten, jeweils so hoch und so tief Sie können. Jeweils entsprechend der Lage Ihrer Hände spüren Sie den Druck im oberen oder im unteren Bereich Ihres Körpers.

Anschließend führen Sie Ihre Hände in Brusthöhe seitlich nach links und rechts und lassen Ihren Oberkörper leicht mitdrehen.

Abschließend können sie zur Entspannung mit Ihren zusammengelegten Händen vor sich eine möglichst große Acht nachzeichnen.

Häufigkeit: ein Mal

Mit dieser Übung spannen Sie kurzfristig nahezu alle Muskel Ihres Körpers an und verstärken die Durchblutung. Sie können diese Übung auch noch erweitern, für eine isometrische Muskelstärkung. Dies erreichen Sie, wenn Sie die zusammen gepressten Hände in dem jeweiligen Bereich für circa fünf Sekunden anhalten. Sie können so stufenweise vorgehen, oder nur einen bestimmten Bereich dazu auswählen.

B Übungen im Stehen

Die Übungen im Stehen habe ich als so genannte „Türrahmen-übungen" entwickelt. Die Bedeutung liegt darin, dass der Türrahmen einen besseren Halt gibt und das Körpergewicht entlastet werden kann. Dafür wäre es gut, wenn Ihr Türrahmen eine umlaufende Kante hätte, an der Sie sich festhalten können, das ist aber nicht unbedingt erforderlich.

Der größte Teil der Übungen ist aber ohne Türrahmen möglich, so dass Sie die Übungen auch im Freien ausführen können, was sehr zu empfehlen ist. Dazu reicht eine Wandfläche aus, an der Sie sich etwa in Brusthöhe abstützen können. Ich selbst mache diese Übungen regelmäßig im Freien jeweils in Verbindung mit den Atemübungen.

Auch wenn Ihnen die Übungen leicht fallen, sollten Sie sanft beginnen und nur langsam die Intensität steigern. Intensität bedeutet einmal die Häufigkeit, zum andern, inwieweit Sie die einzelnen Übungen „ausschöpfen". Zum Beispiel, ob Sie bei der Dehnung nach oben, nur den Arm heben, oder nach oben richtig zugreifen. Nach einer Eingewöhnungszeit sollten die Übungen aber mit einer für Sie richtigen Intensität ausgeführt werden, um die vorgesehene Wirksamkeit zu erreichen.

Die einmal tägliche Anwendung reicht normalerweise aus. Wenn Sie sich sonst wenig bewegen, wäre auch eine zweimalige Anwendung sinnvoll, wenigstens ein längeres Sitzen mit 2-3 Übungen zu unterbrechen. Die Intensität und die Häufigkeit der einzelnen Übungsteile werden bei den jeweiligen Übungen erläutert.

Die Übungen im Stehen sind so aufgebaut, dass Sie nach der Beinlockerung den ganzen Körper von den Füßen bis zu den Schultern beanspruchen.

B-1 Beinlockerung

Sie stützen sich mit der linken Hand ab und verlagern Ihr Gewicht auf das linke Bein. Dann heben Sie das rechte Bein soweit an, dass die Zehenspitzen eben noch Bodenkontakt haben und lassen das Bein wieder locker fallen.

Die rechte Hand liegt am Hüftgelenk und mit den Fingerspitzen unterstützen Sie jetzt dieses Beinanheben, indem Sie das Bein rhythmisch und zügig anschubsen. Sie heben also nur Ihre Fersen an, wobei dieses Anheben vorrangig durch Ihren Fingerschub erfolgt. Nach einigen Anhebungen wechseln Sie das Bein und die Seite.

Häufigkeit: je Seite 10 bis 15 Mal.

Mit dieser kleinen Übung lockern Sie nicht nur Ihre Beinmuskel, sondern bringen vor allem Ihre drei Beingelenke „in Schwung". In den Hüft-, Knie- und Fußgelenken wird durch die Bewegung Gelenkschmiere erzeugt und verteilt. Die Gelenke werden so auch für weitere Beanspruchungen vorbereitet.

Diese Übung empfehle ich vor und nach jeder Beinbelastung durchzuführen. Sie ist unauffällig und kann auch im normalen Tagesablauf eingeschoben werden. Bei den folgenden Standübungen sollte sie immer als erste Übung ausgeführt werden.

B-2 Körperschwingen

Sie stellen sich zwischen den Türrahmen und halten sich am oberen Querrahmen fest. Jetzt pendeln Sie mit Ihrem Körper vor und zurück. Dabei bleiben Ihre Fußsohlen auf dem Boden, das bedeutet, Sie bewegen sich in den Fußgelenken. Die Intensität dieser Übung steigern Sie, indem Sie sich beim Vorwärtspendeln nach vorne durchhängen lassen und beim Rückwärtspendeln die Oberschenkel anspannen.

Die gleiche Übung seitwärts. Sie stehen ca. 10 cm hinter dem Rahmen und halten sich links und rechts seitlich in Brusthöhe fest. Dann pendeln Sie seitwärts gegen Ihre Hände, die Fußsohlen bleiben wieder auf dem Boden. Die Betonung dieser Übung liegt auf Entspannung und sanfte Verschiebung des Körpers. Halten Sie Ihre Füße zusammen und lassen Sie sich entspannt gegen Ihre Hand fallen, wobei Sie mit der anderen Hand dieses Fallenlassen regulieren.

Häufigkeit: Beide Übungen jeweils 10 Mal hin und zurück.

B-3 Zehen-Hacken Schaukel

Sie stehen etwas hinter dem Rahmen und halten sich am oberen Rahmen fest. Jetzt wechseln Sie zwischen Zehenstand und Hackenstand. Sie stellen sich auf Ihre Zehen, rollen zurück und heben Ihre Zehen soweit, dass Sie auf Ihren Hacken stehen.

Häufigkeit: mit 10 Mal beginnen und auf 20 Mal langsam steigern.

Intensität: Ihre Fuß- und Wadenmuskel werden dabei stark gefordert. Beschränken Sie sich daher anfangs auf die halbe Höhe, Sie bekommen sonst garantiert einen ausgeprägten Muskelkater. Erst nach mehreren Übungstagen sollten Sie langsam die Intensität bis zur vollen Muskelspannung steigern.

Sie können die Intensität noch weiter steigern, wenn Sie dabei Ihre Hüfte mitnehmen. Dazu gehen Sie jeweils leicht „in die Knie" und pressen mit dem Zehenstand Ihre Hüfte nach vorn und oben. Bei der Gegenbewegung erfolgt das Gleiche mit dem Gesäß. Diese Hüftschaukel fördert die Durchblutung im ganzen Unterkörper.

B-4 Standlaufen

Sie stehen wieder etwas hinter dem Rahmen und halten sich am oberen Rahmen fest. Dies ist eine Laufersatzübung. Sie laufen auf der Stelle, behalten aber Ihre Fußspitzen auf dem Boden. Sie heben nur die Hacken im Wechsel. Diese Übung können Sie schnell oder langsam durchführen.

Häufigkeit: mit 50 Mal beginnen und auf 75 bis 100 Mal steigern.

Intensität: Intensivieren können Sie die Übung, indem Sie Ihre Knie möglichst weit nach vorne schieben und Ihre Hacken jeweils mit Druck aufsetzen.

B-5 Knieheben

Nach der Laufübung machen Sie in der gleichen Positionsstellung das Knieheben. Sie treten auf der Stelle und heben dabei abwechselnd Ihre Knie hoch. Sie müssen keinen rechten Winkel erreichen, heben Sie Ihre Knie nur so hoch, wie es ohne Anstrengung geht. Die Übung können Sie noch etwas steigern, indem Sie beim Hochheben die Fußspitzen nach unten drücken.
Häufigkeit: mit 10 Mal beginnen und auf 20 Mal steigern-

Neben den Gelenkbewegungen wird auch die Durchblutung im Unterlaib gefördert.

B-6 Armstreckung

Sie strecken abwechselnd Ihre Arme senkrecht in die Höhe und versuchen ganz oben etwas zu greifen, als wenn Sie „Engel fangen" wollten. Wichtig ist, dass Sie jeweils den gleichseitigen Fuß am Boden lassen und ihn nach unten drücken. So wird die ganze Körperseite gedehnt. Also nicht auf die Zehenspitzen stellen und jeweils den rechten Arm mit dem rechten Fuß einsetzen und links genauso. Den jeweils nicht aktiven Arm lassen Sie seitlich locker hängen.

Häufigkeit: 10 Mal je Seite

Intensität: Gerade bei dieser Übung dürfen Sie nur vorsichtig beginnen. Diese „Überkopfarbeit" beansprucht im Schulterbereich Muskeln, die sonst kaum genutzt werden. Also bitte ohne Anstrengung beginnen und nur langsam steigern. Nach entsprechender Einarbeit sollte die Übung jedoch mit kräftiger Anspannung erfolgen. Die Hand nur einfach „zum Gruße" zu erheben, bewirkt natürlich nichts.

B-7 Liegestütz im Stehen

Diese Übung ist der 2. Übung ähnlich. Sie stehen vor dem Türrahmen und halten sich seitlich fest. Der Abstand ist jetzt etwas größer, etwa eine Fußlänge bis zur Außenkante des Türrahmens.

Der Körper pendelt jetzt nicht einfach von links nach rechts, sondern beschreibt in etwa einen Halbkreis beim Pendeln. Wie bei der 2. Übung lassen Sie sich wieder in Ihre Hand fallen. Dies geschieht jetzt aber intensiver und beansprucht Ihren Oberkörper.

Diese Übung ist praktisch ein „einarmiger Liegestütz im Stehen". Nach einiger Übung sollte dies aber so gelingen, dass Sie es
auch als eine Entspannung empfinden.

Häufigkeit: 10 Mal je Seite

Achten Sie bei diesen Übungen auch auf Ihre Atmung. Atmen
Sie dabei bewusst tief ein und aus.

C Atmungsübungen

Ebenso wichtig wie die ausreichende Bewegung ist eine ausreichende Atmung, die Zufuhr von Sauerstoff. Davon ist nicht nur unser Wohlbefinden abhängig, sondern auch unser Gesundheitszustand.

Im Gegensatz zur Bewegung erfolgt die Atmung erfreulicherweise automatisch. Die Intensität passt sich den Anforderungen an. Für die körperliche Ruhe im Sitzen benötigen wir nur wenig „Brennstoff", dafür genügt ein „flaches" Atmen. Aber unsere Lungen gewöhnen sich daran und „verkümmern", bereits bei der zweiten Treppe kommen wir „außer Atem".

Auch die Lungen brauchen ein tägliches Training. „Flaches" Atmen verringert aber nicht nur die Leistungsfähigkeit der Lungen, es fördert vor allem auch die Anfälligkeit für Erkrankungen der Lungen. Wenn ständig nur das Zentrum der Lungen beansprucht wird, können die Randbereiche schrumpfen und sich „verkleben".

Am besten wäre es, sich eine tiefere Atmung anzugewöhnen oder mehrmals am Tag einige Vollatmungen zu machen. Aber selbst wenn ich mir das fest vornehme, geht dieses Bemühen sehr bald im Tagesgeschehen unter.

Natürlich kann eine tägliche intensive Atmung das richtige Atmen nicht voll ersetzen. Es ist aber schon wichtig und gut, wenn wenigstens einmal am Tag alle Bereiche der Lungen belüftet werden.

Wenn Sie Raucher sind, sollten Sie diese Übungen besonders intensiv ausführen. Nach den Übungen sollte in Ihrem Atem möglichst kein Tabaksgeruch mehr vorhanden sein. Durch intensives Atmen wird das Nikotin zwar nicht beseitigt, aber die Abwehrkraft der Lungen gesteigert.

Wenigstens für Pfeifenraucher wird dadurch das Risiko einer Erkrankung ganz wesentlich verringert. So genieße ich seit über 50 Jahren meine Tabakspfeifen mit immer noch bester Funktion meiner Lungen. Allerdings: „Rauchen ist tödlich", so steht es zumindest auf meinen Tabaksdosen.

Für die Sauerstoffzufuhr wäre eine Übung ausreichend, wenn sie entsprechend länger gemacht wird. Mir ist aber wichtig, dass alle Winkel der Lungen belüftet werden. Das ist am sichersten durch verschiedene Varianten zu erreichen. Neben den vier folgenden Übungen gibt es bei den Übungen im Liegen noch weitere Varianten der Tiefatmung.

Bei den vier Intensivübungen spielt die Reihenfolge keine Rolle, auch die Häufigkeit können Sie nach Gefühl wählen. Insgesamt sollten Sie aber mindestens drei Minuten dafür aufwenden.

C-1 Arme schwingen

Ähnlich wie beim Kraulschwimmen schwingen Sie Ihre Arme links und rechts vom Körper kreisförmig nach vorn. Lassen Sie Ihre Arme so locker wie möglich kreisen. Drehen Sie Ihren Oberkörper dabei etwas mit und gehen Sie etwas in die Knie, das Kreisen sollte möglichst „rund" ablaufen. Das wichtigste ist natürlich das tiefe Ein- und Ausatmen. Wenn Sie die Übung zügig durchführen, geschieht dies bereits von selbst.

Im zweiten Teil kreisen Sie entgegengesetzt. Zum Abschluss können Sie noch einige Drehbewegungen mit seitlich ausgestreckten Armen ausführen, nach links und rechts. Nehmen Sie dabei wieder Ihren Oberkörper mit und Atmen tief ein und aus.

C-2 chaotische Atmung

Am intensivsten ist die „chaotische" Atmung. Dazu wird nur durch die Nase stoßweise ausgeatmet, die Einatmung geschieht dabei automatisch. Die stoßweise Ausatmung erfolgt kräftig, zügig und rhythmisch. Nehmen Sie Ihren Körper dabei mit, ihre angewinkelten Arme bewegen Sie im Atemrhythmus rauf und runter und gehen jeweils etwas in die Knie. Als Variante lassen Sie die Arme hängen und schütteln sie im Atemrhythmus aus.

Diese Atmung sieht wirklich chaotisch aus und ein Taschentuch ist dabei unentbehrlich. Ihre Bedeutung liegt darin, dass sie schnell und gründlich die Luft in den Lungen austauscht. Zudem wird bei dieser Übung auch der gesamte Körper aufgelockert, wenn sie ein bis zwei Minuten lang ausgeführt wird.

C-3 Vollatmung

Bei dieser Übung strecken Sie Ihre Arme nach oben, wieder etwas seitlich, und atmen tief ein. Dann schwingen Sie Ihre Arme nach unten und atmen durch den Mund kräftig aus. Mit dem Abschwingen der Arme gehen Sie etwas in die Knie und beugen Ihren Oberkörper auch etwas nach vorn.

Um bei den Schwüngen nach oben und unten im Gleichgewicht zu bleiben hilft es, die Arme unten möglichst weit ausschwingen zu lassen.

Wenn Sie die Arme mit dem Einatmen etwas seitlich hoch geführt haben, bewegen Sie Ihre Hände zueinander und atmen weiter tief ein, bevor Sie abschwingen. Sie können dabei spüren, dass Sie so noch einen Restteil der Lungen geöffnet haben.

Diese Übung ist sicherlich die bekannteste Atmungsübung und besonders wirksam. Sie enthält optimal beide wichtigen Elemente: die Sauerstoffzufuhr und die Belüftung der Lungen.

C-4 Stützatmung

Diese vierte Übung ist dem Joga entlehnt und ist als so genannte „Hängebauchübung" bekannt. Sie wird allgemein kniend auf dem Boden ausgeführt.

Sie funktioniert aber auch, wenn Sie sich vornüber gebeugt mit den Händen in Tischhöhe abstützen. Es geht darum, in den „hängenden" Bauch (und Brust) möglichst viel Luft einzuatmen und dann den Bauch kräftig einzuziehen, um möglichst viel Luft beim ausatmen wieder los zu werden.

Aber das Ein- und Ausatmen von viel Luft ist dabei nicht alles. Durch das Aufstützen der Hände wird wieder die Lunge, beziehungsweise der Brustkorb geweitet. Wenn Sie dann beim Einatmen den Oberkörper noch etwas absenken und dadurch die Ellenbogen nach außen drücken, können Sie dieses Öffnen sogar spüren.

Wie bereits mehrfach erwähnt, geht es bei den Atmungsübungen um die verstärkte Zufuhr von Sauerstoff und um die Belüftung möglichst aller Lungenbereiche. Für die Belüftung der Lungen würde genügen, jede Übung 3 bis 4 Mal zu machen, für die Sauerstoffzufuhr sollten das aber mehr sein. Für dieses „Mehr" können Sie sich aber eine dieser Übungen aussuchen.

Wenn Sie in der kalten Jahreszeit die Atmungsübungen draußen machen, atmen Sie nur durch die Nase ein und aus, um die Schleimhäute immer wieder anzuwärmen.

D *Übungen am Boden*

Neben weiteren Atmungsübungen zielen die folgenden Übungen auf Ihre allgemeine körperliche Fitness und auf die Vermeidung von Alterungsproblemen. Mit den Jahren schrumpfen unsere Muskeln, wenn wir sie nicht abfordern.

Das kann vor allem bei unserem größten Lendenmuskel, dem Iliopsoas unerwünschte Folgen haben. Der Iliopsoas ermöglicht uns das Stehen und Gehen, das heißt das Aufrechtsein. Und wenn der schrumpft, dann werden wir „krumm" und gebeugt.

Aber nicht nur das, wenn dieser Muskel sich verkürzt, verdreht sich das Becken, mit Auswirkungen auf unser Kreuz und vor allem auf unsere Hüftgelenke. Ein hoher Anteil von Altersarthrosen hat hier seine Verursachung.

Die Übungen im Liegen sind zunächst etwas anstrengend und beanspruchen Ihre Handgelenke. Wer darin für sich Probleme sieht und lieber auf diese Übungen verzichten will, sollte zumindest die „Rückenrolle" regelmäßig machen. Für die Vorbeugung von Rückenbeschwerden gibt es nichts Besseres.

D-1 Atmung im Liegen

Bei der Atmung im Liegen werden weitere Lungenbereiche belüftet. Diese Übung besteht aus zwei Teilen, zunächst die Atmung in Rückenlage, dann in der Seitenlage links und rechts.

Sie legen sich ausgestreckt auf einen Teppich. Mit dem Einatmen führen Sie beide Arme gestreckt nach hinten bis Ihre Finger den Boden berühren. Atmen dann langsam wieder aus und führen dabei Ihre Arme zurück, die Hände landen auf dem Bauch.

Atmen Sie tief, aber langsam ein und „pusten" die Luft wieder langsam aus. Zur Orientierung zählen Sie jeweils 1 bis 7.

Nach etwa 5 Wiederholungen rollen Sie über Ihre Schulterblätter zur Seite und wieder zurück auf die andere Seite. Wenn Sie nach links rollen ist der linke Arm angewinkelt und der rechte Arm nach oben gestreckt, zur andern Seite entsprechend umgekehrt.

Dabei atmen Sie wieder tief ein und aus und zwar wie folgt: In der Seitenlage mit hoch gestrecktem Arm atmen Sie ein und beim zurück rollen wieder aus. Den Vorgang etwa 5 Mal wiederholen.

D-2 Rückenrolle

Die Rückenrolle ist so einfach und schlicht, dass sie häufig belächelt und nicht ernst genommen wird. Ich halte sie jedoch, auch aus eigener Erfahrung, für eine der wichtigsten und wirksamsten Rückenübungen überhaupt.

Als junger Mann litt ich unter ständig wieder auftretenden Hexenschüssen. Trotz ärztlicher Behandlung verschlimmerte sich dieser Zustand immer mehr, mir wurde eine Operation empfohlen. Bis mir ein Arzt diese Rückenrolle empfahl. Mit der täglichen Rückenrolle habe ich seit über 50 Jahren keine Rückenbeschwerden mehr.

Bei der Rückenrolle werden sämtliche Rückenwirbel angesprochen und auch die Rückenmuskulatur trainiert. Wegen der zum Teil sehr kleinen Muskeln, die sich nicht aufbauen lassen, ist das tägliche Üben erforderlich. Allerdings reicht es aus, drei bis vier mal abzurollen, um die Stabilität zu erhalten.

Mit der Rückenrolle beeinflussen Sie aber noch mehr: Die Wirbelsäule steht mit allen inneren Organen in Verbindung, über das spezielle Nervensystem und über die Akupunktur-Meridiane, die an beiden Seiten der Wirbelsäule verlaufen mit besonders wirksamen Akupunkturpunkten.

Wenn Sie bereits Rückenprobleme haben, beginnen Sie mit der Rückenrolle aber erst nach dem Abklingen akuter Schmerzen.

Im Anfang wählen Sie einen weichen Teppich als Unterlage. Sie legen sich auf den Teppich, ziehen die Knie an und fassen mit beiden Händen unter Ihre Oberschenkel. Am Anfang schaukeln Sie zunächst über Ihren Rücken vor und zurück. Dann versuchen Ihre Knie so hoch wie möglich zu ziehen und rollen wieder zurück. Die Rollbewegung wird zuerst etwas holprig sein, nach einigen Übungen aber immer runder.

Nach dieser Vorübung versuchen Sie die vollständige Rückenrolle auszuführen. Mit etwas Schwung rollen Sie soweit zurück, dass Sie auf Ihrem Nacken liegen. Dazu müssen Sie mit Ihren Händen das Gesäß etwas hoch schieben und abstützen. Aus dieser Stellung rollen Sie dann langsam zurück.

Das möglichst langsame Zurückrollen ist der entscheidende Teil der Übung. Alle Rückenabschnitte sollen den Druckkontakt mit dem Boden halten, so als wenn Sie Ihre Rückenwirbel Stück für Stück ablegen würden.

Versuchen Sie aber nicht das Rückrollen zu verlangsamen, das geht nicht. Vermeiden Sie aber ein schwungvolles Abrollen, wichtig ist, dass das Rollen „rund" wird und keine Wirbelbereiche übersprungen werden.

Häufigkeit: 3 bis 4 Mal Abrollen reicht aus

D-3 Becken anheben

Sie sitzen auf dem Teppich mit ausgestreckten Beinen und stützen sich seitlich mit Ihren Händen ab. Dann ziehen Sie Ihre Füße etwas zurück und stemmen Ihr Becken nach oben. Dabei strecken Sie Ihren Kopf nach hinten und atmen mit offenem Mund ein.

Beim Absetzen atmen Sie wieder aus. Zwischen den Wiederholungen entspannen Sie Ihre Hände und Arme und strecken Ihre Füße aus.

Häufigkeit: mit 2 bis 3 Mal beginnen und ganz langsam bis auf 10 Mal steigern.

Versuchen Sie Ihr Becken so hoch, wie es Ihnen möglich ist zu stemmen. Aber die Höhe ist nicht so wichtig, Entscheidend ist die kurzfristige Anspannung des ganzen Körpers und dafür reicht es aus, wenn das Gesäß einige Zentimeter angehoben wird

D-4 Brust strecken

Sie knien auf dem Teppich und strecken Ihre Brust indem Sie Ihren Kopf so weit wie möglich nach hinten strecken. Öffnen Sie dabei Ihren Mund und atmen ein. Mit dem Ausatmen führen Sie Ihren Kopf nach vorn, soweit, dass Ihr Kinn auf Ihrer Brust liegt.

Beim Zurückbeugen heben Sie leicht Ihre Brust an und pressen Ihr Gesäß zusammen. Nehmen Sie dafür Ihre Hände zur Hilfe.

Häufigkeit: mit 2 bis 3 Mal beginnen und ganz langsam bis auf 10 Mal steigern.

D-5 Liegestützschwingen

Sie gehen in die Liegestützstellung, das heißt, Sie stützen sich auf Ihre Füße und auf Ihre gestreckten Arme ab. Nun schwingen Sie rückwärts und vorwärts. Dazu schieben Sie Ihr Gesäß nach hinten und oben, gleichzeitig neigen Sie Ihren Kopf nach unten.

Bei der Gegenbewegung nach vorn senken Sie Ihr Gesäß wieder ab und führen Ihren Kopf nach oben. Dabei pressen Sie Ihr Gesäß zusammen.

Kopf und Gesäß wechseln gegenläufig nach oben und unten. Bei der Schwingung nach vorn, können Sie auch etwas die Arme beugen.

Diese Übung ist sicherlich etwas anstrengend, vor allem für die Handgelenke. Sie ist aber auch die umfassendste Übung für den Bewegungsapparat. Alle Muskeln und Gelenke werden hierbei aktiviert und der Blutkreislauf optimal angeregt. Auch Ihr Wohlbefinden wird spürbar gesteigert.

Häufigkeit: mit 2 bis 3 Mal beginnen und ganz langsam bis auf 10 Mal steigern.

E Übungen im Bett

Die folgenden Übungen im Bett können Sie sowohl morgens, als auch abends machen, wobei die Synchronisationsübung abends am wirksamsten ist. Die Streckübungen sind einfache und bekannte Übungen. Nehmen Sie sie als Musterbeispiele und variieren sie nach Ihrem Empfinden.

E-1 Füße strecken

Strecken Sie Ihre Beine und Füße aus, wechseln Sie dabei zwischen Zehen- und Hackenstreckung.

Bei gestreckten Beinen drehen Sie ihre Füße einige Male nach rechts und dann auch nach links, am einfachsten mit gegenläufigen Bewegungen.

Die gleichen Fußdrehungen noch einmal mit etwas angewinkelten Beinen. Wenn Sie jetzt die Knie etwas mitbewegen, werden die Knie- und Hüftgelenke mit beansprucht

E-2 Körperstreckung

Strecken Sie wieder Ihre Beine und Füße aus, mit Streckung der Hacken. Dann pressen Sie Ihr Gesäß zusammen und spannen Ihre gesamte Beinmuskulatur kräftig an.

Stützen Sie sich dann auf Ihre Ellenbogen und heben Ihr Gesäß für einige Sekunden an. Mit dem Anheben wird auch Ihre Kreuz- und Rückenmuskulatur angespannt.

Dieses isometrische Muskeltraining gilt in erster Linie wieder dem wichtigen Kreuz- und Lendenmuskel, dem Iliopsoas. Gleichzeitig wird auch der gesamte Unterkörper spürbar gut durchblutet.

Häufigkeit: Fangen Sie mit zwei kurzen Streckungen an. Erst einmal vorsichtig zur Probe, und wenn nichts weh tut, können Sie dann so kräftig wie möglich anspannen und Ihr Gesäß anheben.

Für die tägliche Übung reicht eine einmalige Ausführung aus, mit einer Anspannung von circa 5 Sekunden.

E-3 Synchronisation

Diese Übung ist in erster Linie für die Entspannung nach den körperlichen Übungen vorgesehen. Wenn Sie andere Möglichkeiten zur Entspannung gewohnt sind, können Sie auf diese Übung auch verzichten.

Ich bevorzuge diese Übung, weil sie nicht nur schnell und tief entspannt, sondern auch überanstrengte Muskeln und Gelenke heilsam beeinflussen kann.

Den Begriff „Synchronisation" kennen wir für die Zusammenstimmung von Bild, Sprache und Musik. Hier geht es darum, den Ausgleich und das Gleichgewicht in unserem Körper herzustellen. Sehen Sie aber zunächst in dieser Übung die Möglichkeit, sich wohltuend zu entspannen. Allein dafür wird sich die kleine Mühe lohnen.

Bei dieser Übung müssen Sie sich gedanklich auf jeweils zwei Körperstellen gleichzeitig konzentrieren. Das sind wir nicht gewohnt, es ist aber mit der Übungsanleitung für jeden sofort möglich.

Sie sitzen oder liegen bequem und schließen die Augen. Nun gehen Sie Ihren Körper Schritt für Schritt durch und synchronisieren jeweils die beiden Seiten. Beginnen Sie am besten mit Ihren Händen. Sie richten Ihre Aufmerksamkeit auf Ihre Hände, erst nacheinander, dann gleichzeitig auf beide Hände. Warten Sie einen Moment, bis Sie in beiden Händen das gleiche Gefühl erreichen. Dadurch synchronisieren Sie Ihre Hände.

Anfangs nehmen Sie sich für jede Hand jeweils etwa eine Minute Zeit und spüren konzentriert in Ihre Hand. Alternativ können Sie auch eine Hand einmal kräftig anspannen. Wenn Sie danach in beide Hände gleichzeitig fühlen, spüren Sie, dass sich auch die andere Hand langsam erwärmt und sich der anderen Hand anpasst.

Nach ein paar Tagen Übung geht die Synchronisation einfacher und schneller. Es genügt dann Ihre gedankliche Aufforderung: „beide Hände sind absolut gleich", eventuell mit einer zwei- oder dreifachen Wiederholung. Genau so verfahren Sie dann mit Ihrem gesamten Körper, Unterarme, Ellbogen, Oberarme und Schultern. Dann gehen Sie zu Ihren Füßen, zu den Unterschenkeln, Knien, Oberschenkel, Pobacken und Hüfte.

Beim Körperrumpf gibt es keine zwei Teile, aber sie verfahren in ähnlicher Weise in dem Sie jeweils die rechte und linke Seite ansprechen und synchronisieren, so den Unterbauch, Oberbauch, Brust, Hals und Gesicht. Ebenso die Rückseite: unterer Rücken oder Kreuz, mittlerer Rücken, Schulterblätter und Nacken. Sie können aber auch noch detaillierter vorgehen. Jeder Körperteil kann über rechts und links synchronisiert werden

Haben Sie zum Beispiel ein Knieproblem, synchronisieren Sie nacheinander die Kniescheiben, Kniekehlen, Gelenke und die angrenzenden Muskeln. Geben Sie den Knien etwas Zeit sich anzupassen. Sie spüren dann meist sehr deutlich eine Erwärmung beider Knie und dass im betroffenen Knie ein „Umbau" beginnt. Machen Sie sich aber bitte keine Sorgen darum, dass die Beschwerden jetzt auf beide Knie verteilt werden könnten. Das ist nicht möglich. Unser körpereigenes Selbstheilungsprinzip, das wir mit allen Heilmethoden nur anregen können, ist auf das Wiederherstellen der Originalfunktion programmiert. Nach meinen Erfahrungen ist die Synchronisation besonders wirksam, wenn ich sie zweimal nacheinander durchführe. Das erste Mal im Schnelldurchgang und das zweite Mal nehme ich mir etwas Zeit, den Reaktionen nach zu spüren.

Skizzenhafte Darstellung

der Übungen mit Kurztext

A Übungen im Sitzen

A-1 Beindurchblutung

A-1-a: Hacke – Zehen Wechsel mit leichter   Muskelanspannung

A-1-b: Knie im Wechsel zügig anheben, Zehen bleiben am Boden

A-1-c: Bein anheben, dann nach vorn auspendeln

A-2 Hüfte strecken

Hände auf Knie stützen, Gesäß kräftig nach hinten und oben strecken

A-3 Körper aktivieren

Hände zusammen drücken, Hände langsam nach oben und unten führen.

Dann Hände in Brusthöhe nach links und rechts führen, mit leichter Körperdrehung.

Zur Entspannung mit den Händen eine möglichst große Acht nachzeichnen.

A Übungen im Sitzen

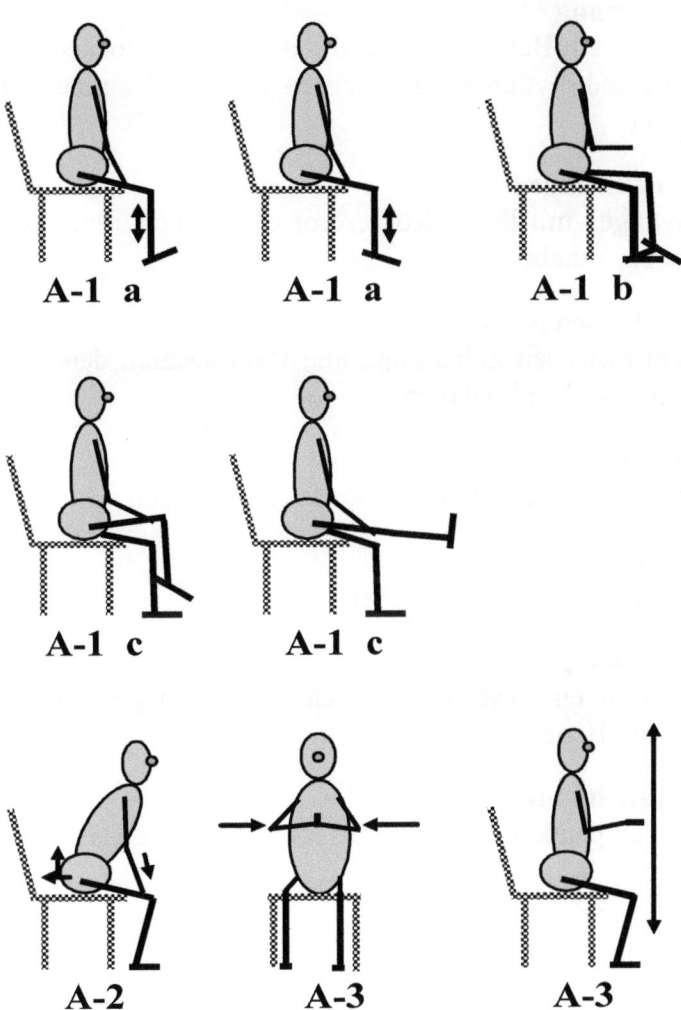

A-1 a   A-1 a   A-1 b

A-1 c   A-1 c

A-2   A-3   A-3

B Übungen im Stehen

B-1 Beinlockerung
Gewicht auf ein Bein verlagern, das andere Bein locker lassen und mit der Hand rhythmisch anschubsen, Zehenspitzen bleiben in Bodenkontakt.

B-2 Körperschwingen
Sie schwingen mit Ihrem Körper vor und zurück, ohne Zehen oder Hacken anzuheben.

B-3 Zehen-Hacken Schaukel
Wechseln zwischen Zehenstand und Hackenstand, den Unterkörper dabei jeweils mitnehmen.

B-4 Standlaufen
Auf der Stelle laufen, aber nur die Hacken anheben

B-5 Knieheben
Die Knie abwechselnd hochheben.

B-6 Armstreckung
Mit den Händen abwechselnd hoch nach oben greifen, Füße bleiben fest am Boden.

B-7 Liegestütz im Stehen
Der Körper pendelt im Halbkreis zwischen den Händen hin und zurück.

B Übungen im Stehen

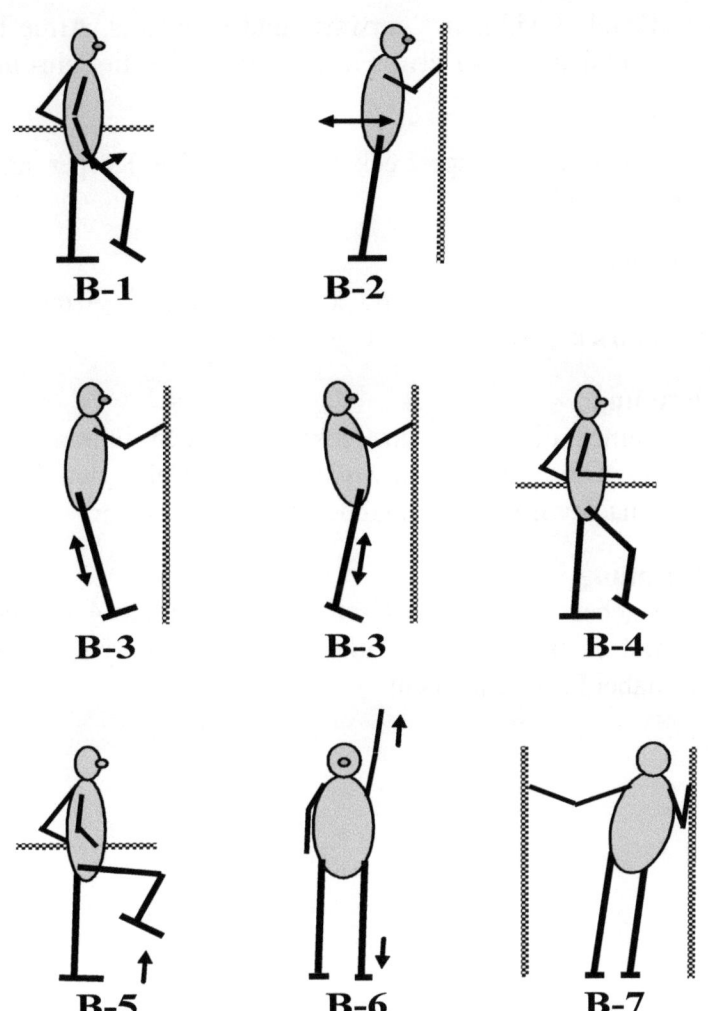

B-1

B-2

B-3

B-3

B-4

B-5

B-6

B-7

C Atmungsübungen

C-1 Arme schwingen
C-1-a: „Kraulschwimmen" vorwärts und rückwärts, Arme locker lassen und den Körper etwas mitdrehen. Dabei tief ein- und ausatmen.

C-1-b: Mit seitlich ausgestreckten Armen den Körper nach links und rechts drehen.

C-2 Chaotische Atmung
Durch die Nase stoßweise und kräftig ausatmen. Arme und Körper rhythmisch etwas mitschwingen lassen.

C-3 Vollatmung
Zum Einatmen die Arme gestreckt nach oben führen, zum Ausatmen die Arme zurück schwingen lassen. Dabei den Oberkörper etwas nach vorn beugen und den Bauch einziehen.

C-4 Stützatmung
Vornüber gebeugt auf einem Tisch abstützen, in die Armbeuge gehen und tief einatmen. Beim Aufrichten atmen Sie wieder aus und ziehen dabei Ihren Bauch ein.

C Atmungsübungen

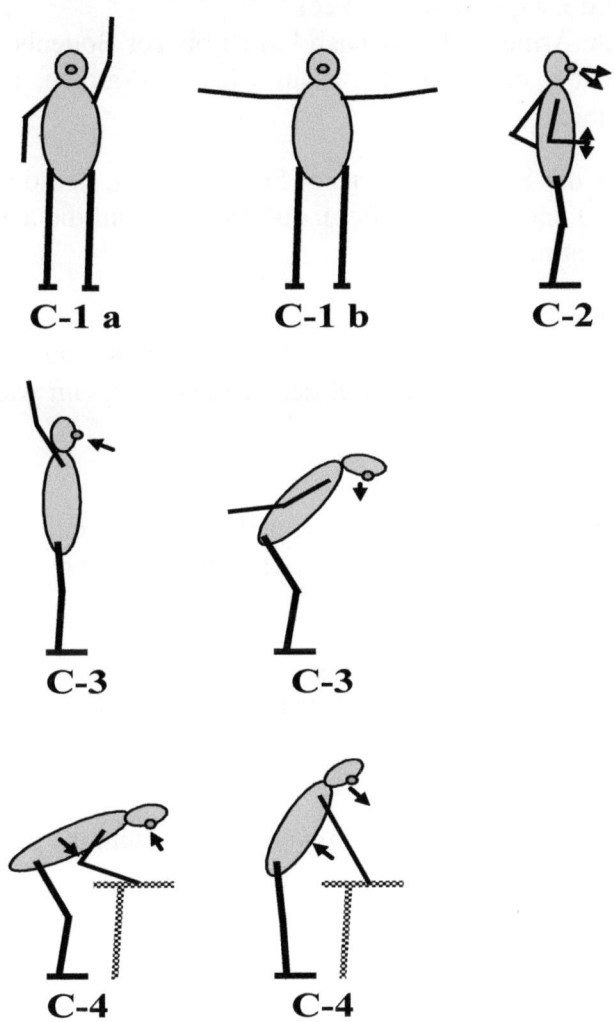

C-1 a   C-1 b   C-2

C-3   C-3

C-4   C-4

D Übungen am Boden

D-1 Atmung im Liegen (ohne Skizze)
D-1-a: Beide Arme gestreckt nach hinten bis zur Bodenberührung führen, dabei einatmen. Langsam wieder ausatmen, dabei Arme zurückführen.

D-1-b: Über die Schulterblätter zur Seite abrollen, den oberen Arm ausstrecken und einatmen. Beim zurück rollen auf die andere Seite wieder ausatmen

D-2 Rückenrolle
Mit angewinkelten Beinen mit Hilfe der Hände unter den Oberschenkeln zurück rollen bis auf den Nacken, langsam wieder abrollen.

D-3 Becken anheben
Im Sitzen Beine ausstrecken und mit den Armen seitlich abstützen. Becken hoch stemmen, Kopf nach hinten strecken.

D-4 Brust strecken
Im Knien den Kopf nach hinten strecken, dabei Gesäß zusammen drücken. Nach vorn zurückbeugen bis das Kinn die Brust berührt

D-5 Liegestützschwingen
Im Liegestütz rückwärts und vorwärts schwingen. Kopf und Gesäß wechseln gegenläufig nach oben und unten.

D Übungen am Boden

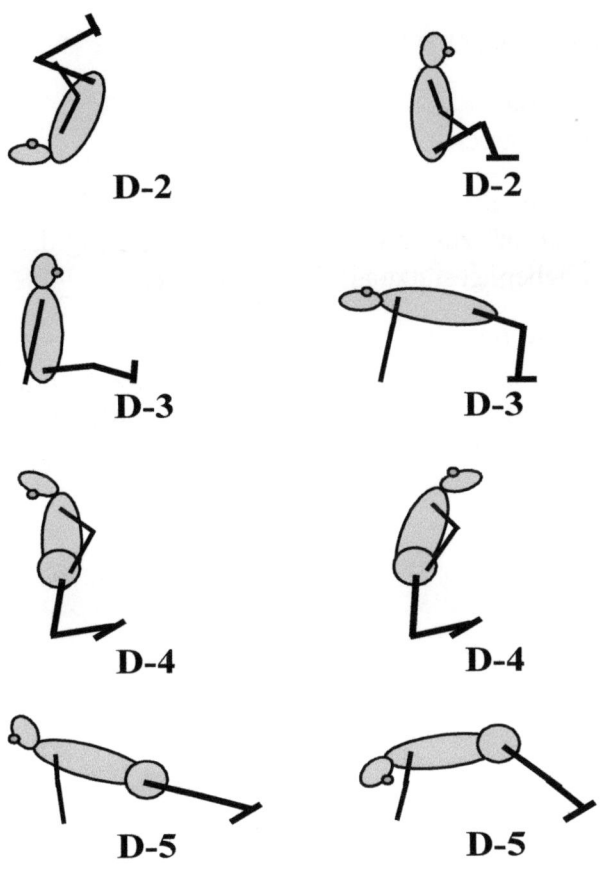

D-2

D-2

D-3

D-3

D-4

D-4

D-5

D-5

E Übungen im Bett

E-1 Füße strecken (ohne Skizze)
Zehen- und Hackenstreckung im Wechsel

Füße nach links und rechts drehen

Fußdrehungen mit angewinkelten Beinen

E-2 Körperstreckung
E-2-a: Körper ausstrecken

E-2-b: Hacken strecken und Bein- und Rückenmuskel kräftig anspannen, dabei Gesäß zusammen pressen. Gleichzeitig das Gesäß kurzfristig anheben, gestützt auf den Ellenbogen

E-3 Synchronisation (ohne Skizze)
Konzentration auf zwei Körperteile gleichzeitig, zum Beispiel rechte und linke Hand. Dazu die gedankliche Aufforderung, dass beide Seitenteile gleich sind.

E Übungen im Bett

E-2 a

E-2 b

Kapitel III – Weitere Übungen

Der tägliche Waldlauf

Für den der es mag und es zeitlich kann, ist der tägliche Waldlauf der bestmögliche Gelenkschutz. Neben der erhöhten Sauerstoffaufnahme bietet der Waldlauf den großen Vorteil, nicht nur die Gelenke zu bewegen, sondern den gesamten Bewegungsapparat zu trainieren. Dadurch können auch Störungen im Bewegungsablauf wieder ausgeglichen und Verspannungen der Muskeln abgebaut werden.

Ob Sie bei Gelenkschäden noch laufen sollten, hängt davon ab, inwieweit Sie schmerzfrei laufen können. Festgestellte Knorpelschäden ohne Schmerzen sind kein Hinderungsgrund. Sie müssen die Gelenke nicht schonen. Beginnen Sie Ihr Lauftraining mit kleinen Zeitabschnitten. Sobald das Laufen Schmerzen verursacht, müssen Sie damit aufhören. Aber jeder, der noch schmerzfrei laufen kann, sollte ernsthaft überlegen, vielleicht doch mit dem Laufen zu beginnen. Wer täglich läuft, kann auf alle anderen Bewegungsübungen verzichten. Es müssen keine langen Strecken sein, wichtig ist das tägliche Laufen

Der tägliche Waldlauf ist eine sehr wirkungsvolle Therapie. Wenn Sie nur einmal in der Woche zum Laufen kommen, so ist das natürlich auch gesund, aber eben keine Therapie. Allerdings sollte das Laufen auch Freude machen, wer sich quälen muss, wird nicht lange dabei bleiben. Experten behaupten, dass beim Laufen Glückshormone produziert werden, probieren Sie es aus.

Selbstverständliche Voraussetzung ist das richtige Laufen. Da Sie dabei nicht unbedingt abnehmen wollen, genügt es, langsam zu laufen und die Füße nur leicht anzuheben. Begrenzen Sie auch Ihre Laufzeit entsprechend Ihrer Kondition. Sie müssen sich nicht anstrengen und können auch kleine Pausen machen, auch brauchen Sie keinen Pulsmesser. Entscheidend ist nur die Bewegung über eine angemessene Zeit. In einer Gruppe zu laufen macht zwar mehr Spaß, aber dann müssen Sie sich der Gruppe anpassen und bestimmen nicht mehr selbst das Tempo.

Grundsätzlich sollten Sie nur in Wärme haltender Kleidung laufen. Nackte Knie bei kühler Witterung sind kein Ausdruck von Härte, sondern von Unvernunft. Der Laufschuh sollte Ihnen ein Abrollen wie beim barfuss laufen ermöglichen. Da Sie keinen Sprunglauf machen, benötigen Sie auch nicht die gepolsterte Sohle, die Ihnen in Fachgeschäften als Gelenk schonend empfohlen wird, es sei denn, Sie laufen über Schotter.

Gefällt Ihnen das Laufen nicht, dann ersetzen Sie den Waldlauf zumindest mit einem täglichen Spaziergang. Der Unterschied zum Waldlauf ist gar nicht so groß. Die entscheidende Bewegung unserer Beingelenke bleibt erhalten. Was dabei fehlt, ist die verstärkte Sauerstoffaufnahme und die Beanspruchung des gesamten Bewegungsapparates.

Nordic Walking scheint der ideale Ersatz für den Waldlauf zu sein, das stimmt aber nur bedingt. Als die Nummer 1 für moderne und gesunde Sportarten, bewegen sich jetzt zusätzlich millionenfach Menschen in frischer Luft, die vorher kaum ihren Körper in Gang gebracht haben. Als Therapiemöglichkeit ist diese Bewegungsart aber weniger geeignet. Die Beingelenke werden dabei zwar entlastet, dafür der Schulterbereich jedoch stark gefordert. Zudem funktioniert Nordic Walking nur bei zügigen, rhythmischen Gehen, wer das für längere Zeit schmerzfrei schafft, der kann auch laufen mit weniger Anstrengung. Ursprünglich wurde Nordic Walking entwickelt als Sommertraining für den wettkampfmäßigen Skilanglauf.

Das Radfahren

Ein sehr guter Ersatz für den Waldlauf ist das Radfahren. Da Sie dabei Ihr Körpergewicht absitzen, ist das Radfahren weniger anstrengend und kann auch noch genutzt werden, wenn andere Bewegungsarten schon schwer fallen. Der einzige Nachteil ist die Abhängigkeit vom Wetter. Wer aber lieber Rad fährt als zu laufen, der sollte versuchen, zumindest über einen längeren Zeitraum regelmäßig täglich zu fahren. Bis auf einige Lockerungsübungen können für diese Zeit alle weiteren Bewegungsübungen entfallen.

Wenn längeres Gehen bereits schwer fällt, bietet das Radfahren noch die Möglichkeit, auch ohne fremde Hilfe, sich frei in der Landschaft zu bewegen und Ziele anzusteuern. Noch intensiver als beim Laufen, kann man die frische Luft genießen. Ideal sind gut befahrbare Waldwege ohne größere Steigungen.

Solange noch ein Bein voll belastbar ist, kann das empfindliche Bein nahezu belastungsfrei mitdrehen. Das Auf- und Absteigen kann Probleme bereiten. Daher sollten möglichst nur „Damenräder", also Räder ohne übersteigbare Stange genutzt werden. Ebenso sollte auf Sportlenker verzichtet werden, um möglichst aufrecht sitzen zu können.

Der Einwand, die Hebelwirkung beim Radfahren sei für die Gelenke schädlich, ist eine übertriebene Sorge, solange größere Steigungen vermieden werden und nicht bis zur Erschöpfung gefahren wird. Anfangs sollten die Strecken nicht zu lang sein, 2 bis 3 Kilometer sind zunächst ausreichend, man muss auch noch zurückfahren können.

Das Schwimmen

Eine sehr empfehlenswerte Alternative ist das Schwimmen. Auch bei fortgeschrittener Erkrankung ist das Schwimmen, im warmen Wasser noch verträglich, Auch hier wird Ihnen das Körpergewicht abgenommen und Sie können Ihre Bewegungseinsätze nach Ihrem Empfinden dosieren.

Grundsätzlich sind alle Sportarten für die Gesundheit förderlich. Je nach Fortschritt der Erkrankung bei Gelenkschäden muss aber die sportliche Betätigung immer mehr eingeschränkt werden. Entscheidend ist die Schmerzfreiheit. Soweit Sie ohne Schmerzen bleiben, können Sie Ihre bisherige Sportart weiter ausführen, mit der Ausnahme von Kampfsportarten, einschließlich Fußball.

Die fünf „Tibeter"

Die fünf „Tibeter" gelten als die „Quelle der Jugend", das Geheimnis aus den Hochtälern des Himalaya. Das klingt übertrieben und mystisch, aber man kann mit diesen Übungen tatsächlich den Alterungsprozess anhalten oder zumindest zu verlangsamen. Der Mythos ist dadurch entstanden, dass der aufrechte Gang auch noch im hohen Alter erhalten bleibt und man so entsprechend jünger wirkt. Nun werden Sie vielleicht einwenden, mit meinen Gelenken, oder in meinem Alter, ist das illusorisch. Das muss es aber nicht sein, das Alter spielt dabei keine Rolle und bei Gelenkproblemen kommt es darauf an, wie fortgeschritten der Muskelschaden ist.

Allerdings ist das Übungsprogramm schon anstrengend. Wenn ich auf die „fünf Tibeter" hinweise, höre ich sehr häufig: Ja, die mache ich auch. Wenn ich dann nachfrage, ist es aber nur beim Versuchen geblieben. In meinem Bewegungsprogramm sind drei „Tibeter" enthalten in etwas abgemilderter Form. Wenn Sie die regelmäßig machen und auch durchhalten, werden Sie auch bald jünger aussehen.

Die Tibeter-Übung besteht aus 5 Übungsteilen, die jeweils mehrere Male wiederholt werden. Man fängt mit zwei Wiederholungen an und steigert dann ganz allmählich die Anzahl der Wiederholungen, bis maximal 21 Mal. Die Ausführung der Übungen ist sehr einfach und bei den zunächst wenigen Wiederholungen auch nicht anstrengend. Die allmähliche Steigerung sollte man auf mehrere Monate verteilen. Die Übungen sollten täglich ausgeführt werden, bei längeren Unterbrechungen müssen Sie wieder von vorn anfangen.

Welchen Nutzen bringen mir diese Übungen und was bedeutet, den Alterungsprozess anhalten? Die Übungen sind so aufeinander abgestimmt, dass die wichtigsten Lebensantriebe angeregt und trainiert werden. Da ist zunächst der innere, unsichtbare Energie-kreislauf, der mit zu nehmendem Alter schwächer wird und bei Erkrankungen gestört ist. Dann ist es das Blut-Kreislaufsystem, das in Fluss gehalten wird. Vor allem wird das gesamte Muskel-system beansprucht und trainiert. Mit zu nehmendem Alter, auch bei fehlender Bewegung, erschlaffen die Muskeln und schrump-fen. Das wird vor allem bei dem Hüft-Lendenmuskel, dem Iliop-soas deutlich. Wenn dieser Muskel schrumpft und sich verkürzt, kippt unser Becken nach vorn und wir werden gebeugt, eine typi-sche Alterserscheinung.

Mit dem körperlichen Wohlbefinden wird auch die psychische Ebene angehoben. Alle Körperfunktionen werden von diesen Übungen positiv beeinflusst, Unregelmäßigkeiten werden harmo-nisiert, Alltagsbeschwerden verringert. Die fünf „Tibeter" bieten somit ein ideales Übungsprogramm für Gesundheit, Vitalität und Lebensfreude. Diese Ergebnisse sind aber nur möglich, wenn die Übungen regelmäßig über einen längeren Zeitraum erfolgen.

Von den fünf Übungsteilen sind bereits drei Übungen in mei-nem oben beschriebenen Übungsprogramm enthalten. Es sind die Übungen D 3, D 4 und D 5, die ich für die Wichtigsten der fünf Tibeter halte. Natürlich können Sie auch die beiden Übrigen noch ergänzen. Das ist einmal das schnelle Drehen um die eigene Ach-se mit gestreckten Armen und zum andern, das Anheben der ge-streckten Beine im Liegen. Von dieser letzten Übung rate ich al-lerdings ab, weil hierbei das Kreuz zu sehr beansprucht wird. Die Rückenrolle ist da verträglicher und ebenso wirksam.

Neben dem Taschenbuch mit guten Erläuterungen finden Sie auch die Darstellungen der „fünf Tibeter" im Internet.

Kreislauf aktivieren

Blutwell-Übung: Die folgende Übung regt nicht nur Ihren Kreislauf an, sie kann auch sehr tief entspannen. Vor allem bietet sie die Möglichkeit, die Heilung von chronischen Erkrankungen zu unterstützen, wenn sie über einen längeren Zeitraum genutzt wird.

Diese Übung habe ich aus dem Buch von Heinrich Heimel mit dem Titel: „Blutwell-Übungen" entnommen. Heinrich Heimel beschreibt in diesem Buch nicht nur diese Übung, er erläutert auch wichtige Zusammenhänge von Gesundheit und Krankheit. Leider ist dieses sehr empfehlenswerte Buch zurzeit vergriffen.

Der besondere Wert dieser Übung liegt in der Kombination von An- und Entspannung, sowie der intensiven Atmung. Sowohl die enthaltende Tiefatmung, als auch das stoßweise Ausatmen reinigt nicht nur die Lungen, sondern fördert auch eine erhöhte Sauerstoffaufnahme des Blutes. Und das erfolgt gleichzeitig mit der Aktivierung des Kreislaufes durch An- und Entspannung der Muskel. Was dann wiederum die Versorgung aller Körperbereiche optimiert.

Am wirkungsvollsten ist jedoch die Entspannung, auf der körperlichen und geistigen Ebene. Ohne vorhergehende Anspannung kommt es nicht zu einer tiefer gehenden Entspannung. Das liegt unter anderem an dem Zusammenspiel unseres Muskelsystems. Ein verspannter Muskel kann sich nicht selbst befreien, er benötigt dazu die Anspannung seines Gegenspielers. Was tun Sie, wenn Sie einen Krampf im Fuß haben? Sie belasten den Fuß und spannen ihn an.

Im Prinzip gilt das auch für unsere geistige Verspannung, dem Stress. Ruhe allein kann uns von unserem Stress nicht befreien, obwohl wir das immer wieder betonen. Meditation, Autogenes Training oder auch Erholungskuren tun uns zwar gut, ändern aber nur wenig an unserer Stressbelastung. Und Stress und Krankheit sind enge Verwandte.

Meine Erfahrungen mit dieser „Blutwell-Übung" sind noch zu gering, um eine Aussage zur Behandlung von Krankheiten zu machen. Ich benutze sie täglich, um mich weiter fit und frisch zu erhalten.

Heinrich Heimel schreibt in seinem Buch, dass sich bei erhöhtem Blutdruck, Neurasthenie, Gemütsdepressionen, Kreislaufstörungen und Arythmie die Blutwell-Übung in kurzer Zeit bewährt hat. Als weiteren Indikationsbereich sieht er Erkrankungen wie Rheuma, Gicht, Arthritis, Herzschwächen, nervöse Erschlaffung, Schlaflosigkeit und Alterserscheinungen.

Die Übung: Der Ablauf der Übung besteht im zehnmaligen An- und Entspannen von Beinen und Armen, sowie vom Bauch und von der Brust, in einer bestimmten Reihenfolge. Das kurze Anspannen erfolgt im Rhythmus der Ausatmung, wobei das Ausatmen ein kurzes „Auspusten" ist.

Beim Anspannen der Muskel gehen Sie bitte zunächst vorsichtig vor, um einen Muskelkater zu vermeiden. Nach einigen Übungen können Sie dann die Intensität nach Empfinden steigern. Spannen Sie aber bei dem jeweiligen Körperglied alle Muskel gleichzeitig an. Zum Beispiel beim Bein alle Muskel von der Pobacke bis zu den Füßen anspannen und bei den Armen die Hände zur Faust ballen.

Das kurzzeitige Anspannen von Beinen und Armen dürfte kein Problem sein. Beim Bauch und bei der Brust könnte es für einige etwas schwieriger sein. Beim Anspannen des Bauches, das heißt beim Einziehen, ist auch der Unterleib mit anzuspannen. Das Anspannen der Brust wird erleichtert, wenn man gleichzeitig beide Schultern etwas nach vorne zieht.

Das rhythmische Pusten muss für zehn Wiederholungen reichen. Man atmet zwar dabei automatisch immer etwas Luft ein, aber es ist wichtig vorher sehr tief einzuatmen, um sich beim Pusten nicht zu verausgaben. Heinrich Heimel empfiehlt ein tiefes Einatmen über vier Stufen und meint damit, über Bauch, Magen, Brust bis in die Schulter einzuatmen. Vor diesem Einatmen sollten Sie noch einmal kräftig ausatmen.

Sie müssen nicht kräftig pusten, es genügt ein kurzer Ansatz. Entsprechend kann der Rhythmus sehr zügig erfolgen, bis auf den Bauchbereich. Hier braucht die Bauchdecke etwas Zeit, um nach dem Einziehen wieder zurück zu schnellen.

Heimel empfiehlt, die Übungen morgens im Bett zu machen, um die Bettwärme zu nutzen. Ich mache das lieber im Laufe des Tages auf meinem Sofa. Dabei lagere ich meine Beine auf Kissen etwas höher und achte darauf, dass die Knie unterstützt sind. Bevor ich mit den Übungen beginne, recke und dehne ich mich einmal und entspanne mich mit einigen tiefen Atemzügen.

Ausführung der Übung:

Jeweils zehn Mal werden die folgenden Körperbereiche nacheinander an- und entspannt:

rechtes Bein
linkes Bein
rechtes und linkes Bein im Wechsel
rechtes und linkes Bein gleichzeitig
Bauch und Unterleib
rechter Arm
linker Arm
rechter und linker Arm im Wechsel
rechter und linker Arm gleichzeitig
Brust
rechtes Bein und rechter Arm im Wechsel
rechtes Bein und rechter Arm gleichzeitig
linkes Bein und linker Arm im Wechsel
linkes Bein und linker Arm gleichzeitig
rechtes Bein und linker Arm im Wechsel
rechtes Bein und linker Arm gleichzeitig
linkes Bein und rechter Arm im Wechsel
linkes Bein und rechter Arm gleichzeitig
rechtes und linkes Bein und Bauch gleichzeitig
rechter und linker Arm und Brust gleichzeitig
Beine, Arme, Bauch und Brust gleichzeitig

Noch einmal zur Übersicht:

Beine allein, im Wechsel und gleichzeitig
Bauch und Unterleib
Arme allein, im Wechsel und gleichzeitig
Brust
Beine und Arme je Seite im Wechsel und gleichzeitig
Beine und Arme diagonal im Wechsel und gleichzeitig
Beine und Bauch gleichzeitig
Arme und Brust gleichzeitig
Beine, Arme, Bauch und Brust gleichzeitig

Die Vielzahl der Übungsteile erscheint zunächst verwirrend. Die systematische Reihenfolge prägt sich aber schnell ein. Und wenn Sie im Anfang die Reihenfolge nicht einhalten oder ein Übungsteil vergessen, ist dass auch nicht weiter schlimm. Nach einigen Übungen können Sie sich mit geschlossenen Augen ganz auf das An- und Entspannen konzentrieren.

Für die gesamte Übung brauchen Sie nur knapp zehn Minuten. Aber nach der Übung sollten Sie sich noch mindestens weitere zehn Minuten Ruhe gönnen und Ihren pulsierenden Körper genießen.

Das können Sie noch intensivieren, wenn Sie sich bewusst in Ihren Körper einfühlen. Dazu fühlen Sie nacheinander in Ihre Körperbereiche: Hände und Arme, Schulter, Brust, Bauch, Unterleib, Beine, Füße, Gesicht, Augen, Ohren und Gehirn. Und wiederholen das noch einmal. Ich erreiche dadurch eine wunderbare Entspannung, auf die ich mich jeden Tag wieder freue.

Dieses Einfühlen in die Körperbereiche kann man auch ohne die vorhergehende Blutwellübung zur Entspannung nutzen. Nach etwas Übung, muss man dabei auch nicht die Augen schließen, sodass dies zu jeder Zeit und in allen Lebenslagen anwendbar ist.

Fußreflexzonen: Auch über unsere Fußreflexzonen können wir den Kreislauf anregen. Auf unseren Fußflächen verteilt, gibt es bestimmte Zonen, über die wir unsere Organe erreichen und anregen können. Darauf basiert die Ihnen wahrscheinlich bekannte Fußreflexzonen-Therapie. Üblicherweise wird diese Behandlung mit den Fingern ausgeführt, aber bei den eigenen Füßen ist das sehr mühsam. Für die Selbsthilfe gibt es jedoch eine viel einfachere Möglichkeit.

Sie besorgen sich dazu eine kleine Gummimatte mit Hartgumminoppen, die es preisgünstig auch schon in einigen Supermärkten gibt. Diese Matten sind etwas größer als Ihre Füße und haben drei Reihen mit großen Noppen. Wenn Sie sich etwa mittig auf diese Matte stellen, befinden sich die größeren Noppen unter Ihrem Fußgewölbe. Nun gehen Sie auf der Stelle, wobei Sie den Auftritt zentimeterweise variieren, vorwärts und seitwärts, bei aufrechter Körperhaltung.

Wann und wie lange Sie das machen, bestimmen Sie selbst, zu empfehlen sind zwei bis drei Minuten. Vorwiegend erreichen Sie damit eine starke Durchblutung Ihrer Füße und Beine, aber auch die Durchblutung des ganzen Körpers wird dadurch angeregt.

Fußbäder: Fußbäder in jeglicher Form fördern intensiv die Durchblutung der Beine bis zur Hüfte. Sei es das Wassertreten im kalten Wasser, über Wechselbäder bis zu Temperatur ansteigenden Bäder. Mit der verstärkten Durchblutung erfolgt auch eine Entspannung der Muskeln.

Der bekannte wasserheilkundige Sebastian Kneipp hatte bereits vor gut hundert Jahren herausgefunden, dass Temperatur ansteigende Bäder besonders wirksam sind. Er steigerte allmählich die Wassertemperatur, indem er alle fünf Minuten heißes Wasser hinzu goß. Dies lässt sich heute noch genauso ausführen, Fußbadewannen gibt es heute in großer Auswahl.

Nach dem Grundprinzip von Kneipp hat vor längerer Zeit die Firma Schiele eine spezielle Fußwanne entwickelt, die sie als „passives Kreislauftraining" anbietet. In dieser Wanne ist ein Heizgerät enthalten, mit dem die Wassertemperatur kontinuierlich ansteigt. Während der Badezeit von circa 20 Minuten erhöht sich die Temperatur allmählich von 35° auf 45°.

Durch die eingebaute, spezielle Technik ist diese Fußwanne leider sehr teuer. Trotzdem möchte ich, auch aus eigener Erfahrung, dieses „Gerät" empfehlen. Der Wärmereiz beginnt in den Fußsohlen und stimuliert hier die körperbezogenen Reflexpunkte. Die Wärme und damit auch die Entspannung dehnen sich von den Füßen in alle Körperbereiche aus, einschließlich der Haut. Dies lässt sich wohltuend empfinden, wenn Sie sich unmittelbar nach dem Fußbad hinlegen und ausruhen.

Durch verschiedene Faktoren, wie verstärkte Durchblutung, Blutverlagerung in die Außenbereiche und konstantem Wärmereiz, öffnen sich brachliegende Kapillaren, ebenso werden auch die Organe entlastet. Zur Verstärkung dieser positiven Auswirkungen können dem Bad noch verschiedene Zusatzmittel beigegeben werden, wie Solectron mit Blütenöl oder Placentabad.

Bei Venenproblemen wird zur Verhütung einer Thrombose von ärztlicher Seite von diesem Fußbad abgeraten. Die Firma Schiele betont jedoch, dass diese Sorge unbegründet ist. Die Blutgefäße werden nicht direkt erwärmt, sondern nur die Fußsohlen. Und gerade bei Durchblutungsproblemen der Beine, sei diese Bad eine hervorragende Hilfe.

Wenn Sie davon betroffen sind, möchte ich Ihnen weder zu- noch abraten. Ich kann nur aus eigener Erfahrung sagen, dass ich das Schielebad seit einigen Jahren gern und häufig nutze, trotz meiner vorhandenen Thrombose. Allerdings ist es für mich sehr wichtig, nach dem Fußbad zunächst den Kompressionsstrumpf anzuziehen, bevor ich mich zum Ausruhen hinlege.

Kapitel IV – Ernährung

Zur heutigen Ernährung

Was eine richtige oder falsche Ernährung ist, konnte bis heute noch nicht abschließend geklärt werden. Die Meinungen darüber wechseln mit den Experten und Jahren. Unsere angeborene Gebrauchsanweisung, nach der alles gut ist was gut schmeckt, kann nicht mehr funktionieren. Es gibt kaum noch Lebensmittel, die nicht geschmacklich aufgebessert sind. Da Obst und Gemüse allein nicht ausreichen, müssen wir uns von dem ernähren, was der Markt uns anbietet.

Glücklicherweise haben unser Magen und unser Verdauungssystem eine sehr große Toleranzbreite. Wenn die Ernährung maßvoll und nicht einseitig zusammengestellt wird, können wir mit dem heutigen Lebensmittelangebot noch gut zu recht kommen. Mit einer wichtigen Ausnahme: der Säure-Basen Haushalt ist nicht mehr im Gleichgewicht. Die heutige, normale Ernährung bewirkt einen ständigen Säureüberschuss, der nicht mehr abgebaut wird. Der zum Teil in das Körpergewebe eingelagert wird und unser Blut übersäuert. Ein Ausgleich durch basische Lebensmittel ist praktisch kaum möglich, da wir uns dafür nur noch mit Kartoffeln und ähnlichem ernähren müssten.

Der Säureüberschuss kann zur Quelle vieler Erkrankungen werden, macht sich aber bei sonstiger Gesundheit kaum bemerkbar. Wenn es aber zu chronischen oder immer wieder neu auftretenden Erkrankungen kommt, so muss erst der vorhandene Säureüberschuss abgebaut werden, um eine bleibende Verbesserung zu erreichen. Dies gilt in erster Linie für alle rheumatischen Erkrankungen, sowie auch für Gelenkerkrankungen und Arthrose.

Das Mittel der Wahl ist eine Säure-Basen-Ausgleichs-Kur, die von nahezu allen Arzneimittelherstellern angeboten wird. Ersatzweise kann die regelmäßige Einnahme von Heilerde zum Säureabbau beitragen, wenn gleichzeitig auf die stärksten Säurebildner verzichtet wird, wie vor allem Süßigkeiten jeder Art.

Wasser: Unser wichtigstes „Nahrungsmittel" ist das Wasser. Wir benötigen davon täglich 1,5 bis 2 Liter, wenn alle Körperfunktionen optimal leistungsfähig bleiben sollen. Dies gilt besonders auch für den notwendigen Flüssigkeitsaustausch zum Säureabbau. Geeignet sind alle Getränke aus Wasser ohne Geschmackszutaten, wie Zucker und ähnlichem. Am einfachsten und preisgünstigsten ist das Trinken von Leitungswasser, vorausgesetzt es schmeckt und ist nicht mit chemischen Mitteln aufbereitet. Bei Ihrem Wasserwerk können Sie dazu eine Wasseranalyse anfordern.

Wenn wir nicht darauf achten, trinken wir gewöhnlich nur die halbe Menge. Beginnen Sie damit, etwas häufiger ein Glas zu trinken, die regelmäßige Verteilung auf kleine Mengen, ist fast noch wichtiger als die Gesamtmenge. Wenn Sie das Wasser warm trinken, beschleunigen Sie die Magenpassage, Ihr Magen braucht das Wasser nicht, auch nicht zum Mittagessen.

Allgemein selbstverständlich ist es, zum Essen auch zu trinken. Das ist aber nicht nur falsch, sondern gefährdet in hohem Maße die Gesundheit. Magen und Darm haben bekanntlich keine Zähne, sie verdauen allein mit speziellen Säften. Getränke beim Essen verdünnen diese Säfte, oder spülen sie weg. Gleichzeitig wird unzureichend gekaut. Für die unverdauten Speisereste verbleibt dann nur die Gärung mit Ablagerungen im Darm. Langfristig folgen daraus Allergien, Nahrungsunverträglichkeiten, Immunschwäche und viele andere Erkrankungen. Auf das Glas Wein beim Essen müssen Sie aber nicht verzichten. Wesentlich ist ein ausreichendes Kauen und dass die Getränke nicht als Spülmittel benutzt werden, wie es zum Beispiel bei fast allen Kindern leider üblich geworden ist.

Nahrungsergänzungsmittel

Bei einer vernünftigen Ernährung benötigt man keine Nahrungsergänzungsmittel. Auf diesem Gebiet steht auch das Geschäft im Vordergrund, mit entsprechender Werbung. Sicherlich sind viele unserer Lebensmittel nicht mehr vollwertig und im Alter kann der Bedarf an Vitaminen und Mineralstoffen auch zu nehmen. Aber bevor Sie dafür unnötiges Geld ausgeben, sollten Sie den tatsächlichen Bedarf mit Ihrem Arzt abklären. Hochdosierte Ergänzungen können auch schädlich sein.

Jede Krankenkasse übernimmt die Kosten für einen Gesundheitsscheck mit einem ausführlichen Blutbild. Ein guter Arzt wird Ihnen erläutern, wo eventuell ein Mangel vorhanden ist. Wenn er das ablehnt, lassen Sie sich die Unterlagen aushändigen, Sie haben ein Anspruch darauf. Für die richtige Beurteilung brauchen Sie dann allerdings einen Heilkundigen.

Nach Möglichkeit sollten Sie aber synthetische Mittel vermeiden. Besser ist es, bei festgestelltem Vitaminmangel den Ausgleich durch verstärkten Verzehr von entsprechenden Pflanzenstoffen herzustellen, wie zum Beispiel Knoblauch, Paprika oder auch Äpfel.

Der Chaga-Heilpilz

Ich bin besonders skeptisch bei der Anpreisung von „Anti-Aging" Mitteln. Altern ist ein natürlicher Vorgang, wir können uns nicht verjüngen. Wir können unser Leben auch nicht verlängern, aber sehr wohl vertiefen und möglichst lange „jung" bleiben. Das erfordert eine richtige Lebenseinstellung und vor allem eine stabile Gesundheit.

Bei allem Bemühen, gesund zu bleiben, können wir aber nicht verhindern, dass unser komplizierter Organismus mit zunehmendem Alter störanfälliger wird. Es gibt zwar keinen Altersverschleiß, wie häufig argumentiert wird. Es gibt jedoch zunehmende Ablagerungen, Fehlfunktionen und Belastungen, die sich erst im Alter, das heißt nach einem längeren Zeitraum bemerkbar machen.

Unseren Organismus von solchen Belastungen zu befreien, ist medizinisch kaum möglich, dafür sind die organischen Zusammenhänge zu komplex. Nun bin ich über meine Zuckererkrankung auf den Chaga-Heipilz gestoßen. Nach meiner Einschätzung könnte dieser Pilz uns bei den meisten Alterserkrankungen helfen. Er scheint in der Lage zu sein, die Funktion unserer wichtigsten Organe zu verbessern.

Meine Erfahrung mit Heilpilzen beschränkt sich aber zunächst nur auf meine eigene Anwendung. Aber die war schon sehr bemerkenswert. Bereits nach circa sechs Wochen waren meine Zuckerwerte wieder im normalen Bereich. Gleichzeitig verbesserte sich mein Blutdruck um gut 20 Einheiten und zwar auch der zweite, der diastolische Wert.

Nach meiner Kenntnis ist die Höhe des diastolischen Drucks von der Durchlässigkeit und Funktionstüchtigkeit der Nieren und der Leber abhängig. Daraus wage ich zu schließen, dass der Chaga-Pilz auch meine Nieren und meine Leber „gereinigt" hat.

Mit der Wirkungsweise von Heilpilzen hatte ich mich bis dahin noch nicht befasst. Die Anwendung von Heilpilzen war bei meiner Diabetes 2 der letzte Versuch, nachdem ich die Möglichkeiten der Naturheilkunde ohne Erfolg ausprobiert hatte. Was ich auch nicht wusste, war die erfolgreiche Anwendung des Chaga-Pilzes in Russland und China und zwar schon seit Jahrhunderten.

In Russland steht der Chaga-Pilz bei der Behandlung von Krebs-Erkrankungen hoch im Kurs. Der russische Schriftsteller Alexander Solschenizyn hat seine Krebsheilung mit dem Chaga-Pilz in seinen Büchern dokumentiert. In China gilt der Chaga als starkes Tonikum für den Aufbau der Lebenskraft und als Versicherung für ein gesundes, langes Leben.

Da die Anwendung des Chaga-Pilzes absolut unschädlich ist, kann man sich mit diesem Heilpilz selbst behandeln, auch zusätzlich zu anderen Behandlungen. Seine Wirkungsweise entspricht dem Grundprinzip der Naturheilkunde, die Ursachen einer Erkrankung zu beseitigen.

Auch wenn ich den Begriff nicht besonders mag, aber der Chaga-Pilz ist wirklich ein einmaliges „Anti-Aging" Mittel. Er kann uns zwar nicht jünger machen, er befreit uns jedoch von Organbelastungen, die sich im Alter angesammelt haben. Und das geschieht in sanfter Weise, ohne den Körper in irgendeiner Form zu belasten oder zu schädigen. Jeder kann ihn nutzen, es gibt keine Kontraindikation.

Er macht auch die Selbstbehandlung sehr einfach. Unabhängig davon bei welcher Erkrankung Sie ihn anwenden, er wirkt immer gleichzeitig bei allen Organen und Körperfunktionen. Zum Beispiel hatte ich ihn zur Behandlung meiner Diabetes II eingesetzt, gleichzeitig brachte er meinen Blutdruck auf Idealwerte und beseitigte die Empfindlichkeit meines Magens.

Heilpilze werden heute überwiegend als Pulver in Kapseln angeboten. Am wirksamsten ist jedoch der Chaga-Pilz, wenn Sie ihn als Tee trinken. Zudem sollte er nicht gezüchtet sein, sondern aus nördlichen Breiten stammen, wo er wild wächst. Meine persönliche Bezugsquelle finden Sie am Ende des Buches.

Sie kaufen ihn als ganze Pilzstücke und müssen damit einen Tee zu bereiten. Dazu werden in einem Liter Wasser 3 bis 4 Chaga Stücke für circa 15 Minuten geköchelt, danach lässt man den Sud noch 30 Minuten ziehen, bevor man den Tee nach dem Absieben trinkt.. Der gleiche „Kochvorgang" mit den gleichen Stücken wird dann in den folgenden Tagen wiederholt.

Die Dosierung richtet sich nach dem, was Sie erreichen möchten. Zur Stärkung Ihrer allgemeinen Gesundheit reicht eine Tasse pro Tag aus. Bei einfachen Erkrankungen wie Diabetes II oder hoher Blutdruck benötigen Sie zwei Tassen pro Tag, jeweils etwa 30 Minuten vor dem Essen. Für die zusätzliche Behandlung bei sehr schweren Erkrankungen sind vier bis fünf Tassen täglich erforderlich. Bei zwei Tassen täglich kostet dieser Chaga-Pilz circa ein Euro pro Tag.

Zu meiner Ernährung

Schweinefleisch: Grundsätzlich esse und trinke ich alles „was auf den Tisch kommt". Vor einigen Jahren habe ich über einen längeren Zeitraum auf Fleisch und Wurst verzichtet. Vor allem Schweinefleisch hielt ich für schädlich. Der Zellaufbau beim Schwein und beim Menschen ist sehr ähnlich, so dass wir mit dem Fleisch auch die Belastungen des Schweins übernehmen. Der Verzicht auf Fleisch brachte einige Probleme. Mein Familienleben wurde gestört, da meine Kinder nicht fleischlos essen wollten, auch das geschäftliche Essen war kompliziert. Als Gastgeber eines Richtfestes hatte ich mal nicht den Mut, als einziger auf die Schweinshaxe zu verzichten. Wie ich erwartet hatte, konnte ich sie nicht bei mir behalten.

Heute sehe ich im Fleischverzehr keine allgemeine Gefährdung der Gesundheit. Mir hat es jedenfalls bisher nicht geschadet, obwohl ich sogar gern ein fettes Schweinekotelett mag. Allerdings sollte ein Fleischgericht möglichst nur einmal in der Woche auf dem Speiseplan stehen. Bei vielen chronischen Krankheiten oder Belastungen, wie zum Beispiel Rheuma oder Gicht, sollte auf Fleisch und Wurst allerdings generell verzichtet werden.

Aus anderer Sicht ist der Fleischkonsum aber nicht zu rechtfertigen. Volkswirtschaftlich ist die Ernährung mit Fleisch nicht nur teuer und unwirtschaftlich, sondern vor allem eine Vergeudung von Grundnahrungsmitteln. Noch bedenklicher ist das so selbstverständliche Abschlachten der Tiere. In unserem Bewusstsein ist das aber so normal, dass wir uns bis auf weiteres nicht davon lösen werden. Hierüber muss jeder für sich selbst entscheiden.

Zum Frühstück: Bei mir beginnt jedes Frühstück mit einem Apfel. Der Apfel wird gewaschen und mit Schale gegessen, ausgenommen Auslands Äpfel, die ich abschäle. Nach der Vierteilung werden die Blüten- und Stängelecken herausgeschnitten, die

Kerne esse ich mit. Als Brot bevorzuge ich reines Vollkornbrot, oder auch Vollkornbrötchen. Zwei Schnitten oder ein Brötchen reichen aus. Die hochwertige Butter wird nicht „gekratzt", ich möchte sie auch noch schmecken. Der Aufschnitt variiert, zurzeit bevorzuge ich Schafskäse. Direkt zum Frühstück trinke ich nur sehr wenig, maximal eine halbe Tasse Kaffee.

Zum Mittagessen: Es geht nichts über ein frisch zubereitetes Mittagessen. Da ich fast ausschließlich zu Hause arbeite, kann ich das täglich genießen, zudem meine Frau eine ausgezeichnete Köchin ist. Ich selbst habe keine Ahnung vom Kochen. Dabei geht es nicht um exklusive Zusammenstellungen, im Gegenteil bevorzuge ich eher einfache und geschmackvolle Gerichte, wie zum Beispiel Gemüsesuppen oder Pellkartoffeln mit Hering. Die Hauptbestandteile des Mittagessens sind Gemüse jeglicher Art, ergänzt mit frischen Kräutern und dazu Kartoffeln, Reis oder Nudeln. Als Zulage gibt es häufiger frischen Fisch, ein- bis zweimal in der Woche auch Fleisch, also nichts Außergewöhnliches, bis auf die Zubereitung. Seit einiger Zeit nutzen wir dafür einen Dampfgarer. Damit bleiben nicht nur mehr Vitamine und Mineralien erhalten, das Essen schmeckt auch besser. Zudem wird Energie eingespart, wodurch die Anschaffungskosten mittelfristig ausgeglichen werden.

Die Zutaten für den besonderen Geschmack sind mir nicht geläufig, in jedem Fall sind Zwiebeln und Knoblauch dabei. Als Fett wird ausschließlich gutes Olivenöl verwendet und das meist reichlich. Als Vorspeise gibt es häufig einen Salatteller oder auch Obst. Dazu noch der Hinweis: Salate und vor allem Obst sollten nicht als Nachtisch gegessen werden. Während das Hauptgericht, in erster Linie das Fleisch, zur Verdauung längere Zeit im Magen liegt, wird Obst von den Magensäften sofort zerlegt und beginnt im Magen zu gären. Als Folge entstehen Blähungen und Bauchschmerzen.

Zum Abendessen: Wer um 20 Uhr ein reichliches Abendessen zu sich nimmt, muss damit rechnen, nach Mitternacht in den frühen Morgenstunden im Schlaf gestört zu werden. Unser Verdauungsapparat legt abends gegen 19 Uhr eine längere Ruhepause ein. Das bedeutet aber nicht, dass Sie abends nichts mehr essen sollten. Meine ein bis zwei Schnitten Brot stören meinen Schlaf nicht. Etwas kritischer ist es, wenn die Hauptmahlzeit erst abends möglich ist, wie bei vielen Berufstätigen. Hier sollte möglichst noch vor 19 Uhr gegessen werden.

Zum Trinken: Wie bereits gesagt, sollte zum Essen, wenn überhaupt, wenig getrunken werden. Wie kann ich dann aber meine notwendige Flüssigkeitsmenge erreichen? Wichtig ist, dass Sie über den Tag verteilt, immer wieder etwas trinken, sei es ein Glas Wasser oder auch eine Tasse Kaffee. Bei mir geschieht das wie folgt: Ich beginne morgens mit einem Glas warmen Wasser nach dem Zähneputzen. Ein bis zwei Stunden nach jeder Mahlzeit spüle ich den Mund aus und trinke wieder ein Glas warmes Wasser. Vor dem Schlafengehen folgt ein weiteres Glas Wasser, diesmal mit einem halben Teelöffel Heilerde. Hinzu kommen nachmittags noch ein bis zwei Tassen Kaffee. Das ist schon eine gute Verteilung, reicht aber nicht aus. Für den Rest steht eine Literflasche mit frischem Wasser auf meinem Schreibtisch. Ich bin Pfeifenraucher und habe mir angewöhnt, nach jeder Pfeife ein halbes Glas Wasser zu trinken. Damit kommen gut verteilt mindestens 1,5 Liter zusammen. Wasser zu trinken ohne Durst ist gewohnheitsbedürftig. Denken Sie daran, dass Wasser Sie auch erfrischt und achten Sie einmal auf Ihren Urin, er sollte möglichst hell sein.

Zum Rauchen: Ich habe mich schon als Pfeifenraucher offenbart und bin so nicht befugt, den Nikotin Genuss zu verurteilen. Dennoch möchte ich vor allem den Zigarettenrauchern empfehlen, mit dem Rauchen aufzuhören. Die bösartigen Folgen musste ich in meinem Umfeld schon einige Male miterleben. Notfalls könnte eine Umstellung auf Pfeifenrauchen zwar keine gute, aber eine etwas bessere Lösung sein, was ich vor einigen Jahren auch selbst gemacht habe

.Auch Pfeifenrauchen ist natürlich ungesund, aber die Lungenbelastung ist ganz wesentlich geringer als bei Zigaretten. Dafür wird allerdings der Magen stärker belastet, durch die Anreicherung von Nikotin im Speichel. Das lässt sich mit einem Filter verbessern. Ich benutze dazu ein Filter-Granulat aus Natur-Meerschaum, von dem einige Körner in den Pfeifenkopf gelegt werden. Die nehmen Nikotin und Kondensat auf und gewähren ein kühles und trockenes Rauchen. Aber bevor jemand mit dem Pfeifenrauchen beginnt, sollte er wissen, dass man dabei den Rauch weder schmeckt noch riecht. Das ist nur eine Illusion. Wenn man beim Rauchen die Augen schließt, weiß man nicht, ob die Pfeife noch „brennt" oder nicht.

Zu Genussmittel: Wir leben nicht für unsere Gesundheit, sondern möchten möglichst gesund das Leben auch genießen. Soweit keine organischen Belastungen vorliegen, sind Genussmittel eine natürliche Ergänzung für unser Wohlbefinden. Allerdings ist hier die Voraussetzung „Alles in Maßen" verbindlich zu beachten. Damit ist das Wichtigste bereits gesagt. Unser Verdauungsapparat ist zwar sehr tolerant, meldet sich aber auf seine Weise, wenn die Grenzen überschritten werden. So weiß an sich jeder, was ihm bekommt oder nicht mehr bekommt. Grundsätzlich sollten Sie aber vor allem den Zuckergenuss einschränken. Zucker ist bereits in vielen Lebensmitteln und Getränken enthalten und ist der hauptsächliche Verursacher unseres Säureüberschusses. Mein Bedarf an Genussmittel ist durch das Pfeifenrauchen offensichtlich weitgehend abgedeckt. Zumindest spielen Süßigkeiten und Alkohol in jeglicher Form für mich keine große Rolle. Kuchen esse ich gern, aber nur wenn wir ihn selbst gebacken haben, zum Kaffee gibt es auch mal Vollkorn Kekse.

Zu meiner Körperpflege

Für unser körperliches Wohlempfinden kann man einiges tun. Für mich sind die abendlichen Bewegungs- und Atmungsübungen eine Voraussetzung für einen erholsamen Schlaf. Und auch nach dem Aufwachen wirken sich die Bewegungsübungen noch aus. Das Strecken und Dehnen des Körpers kann man dadurch noch besser genießen.

Mein Tag beginnt mit einem ausgiebigen Duschbad. Ausgiebig heißt, langes Abduschen mit heißem Wasser und abschließend kurz aber gründlich mit kaltem Wasser. Mehrfaches Wechseln von heiß und kalt fördert zwar die Durchblutung, aber ist für mich weniger erfrischend. Zur Erfrischung gehört auch eine Art „Reibebad", ein längeres Kaltduschen im Bereich zwischen den Beinen. Das ist allerdings nicht zu empfehlen bei empfindlicher Blase.

Abseifen erfolgt nur dann, wenn ich stärker geschwitzt habe oder eingestaubt wurde. Gesicht und Intimbereich bleiben weitgehend von Duschgel verschont. Das tägliche Abschäumen und Einkremen mag zwar unser Frischegefühl verstärken, längerfristig führt das aber zum Austrocknen der Haut

Wer es mag, kann auch seinen eigenen Urin zur Pflege benutzen. Urea, also Urin ist ein hervorragendes Hautpflegemittel, nicht umsonst finden Sie immer häufiger bei den Kosmetikprodukten den Hinweis auf einen Ureaanteil. Urin kann aber nicht die Seife ersetzen, es reinigt nur so gut wie klares Wasser. Nach dem Abspülen verbleibt kein Geruch auf der Haut, nur die Dusche muss sorgfältig gesäubert werden.

Dem eigenen Urin wird auch eine Heilfähigkeit nachgesagt. Bekannt sind Anwendungen bei Hauterkrankungen, kleinen Wunden und bei Halsentzündungen. Man kann ihn auch gefahrlos trinken zur Stärkung des Immunsystems, aber das ist im wahrsten

99

Sinn eine Geschmacksfrage. Einiges ist aber nur ein Mythos, Urin lässt weder das Haar wachsen, noch verhindert er das grau und weiß werden der Haare.

Neben dem ausgiebigen Duschen, gönne ich mir noch einen kleinen Luxus. Ich benutze jeweils zwei Badetücher, eins zum ersten abtrocknen und ein zweites zum nachtrocknen und „abrubbeln". Wobei das zweite auf dem Handtuchtrockner vorgewärmt ist. Auch auf den für mich richtigen Duschkopf lege ich Wert. Er muss besonders kleine Öffnungen haben, wodurch der Druck der Wasserstrahlen erhöht wird und wie eine sanfte Massage wirkt.

Rasierwasser und Körpercreme benutze ich nicht, mit Ausnahme bei meinen Füßen. Nach dem Duschen werden die Füße sorgfältig abgetrocknet, besonders auch die Zwischenräume der Zehen, der beste Schutz vor Fußpils. Danach massiere ich meine Füße mit etwas Melkfett ein. Wer Kompressionsstrümpfe tragen muss, sollte auf das ganze Bein das Melkfett dünn auftragen. Das hat zwei Vorteile. Die Haut trocknet nicht aus und juckt nicht, und der Kompressionsstrumpf verrutscht nicht mehr. Melkfett ist das preisgünstigste Hautpflegemittel und in jedem Supermarkt zu bekommen.

Zur Lippenpflege habe ich einige Jahre das Liposomen Gel von der Firma Hübner benutzt. Während meiner Seminartätigkeit habe ich mir häufig, im wahrsten Sinne des Wortes, den Mund „fusselig" geredet. Ich bekam spröde Lippen mit Einrissen und Bläschen. Dagegen half mir das Gel hervorragend und habe es dann auch als Vorbeugung lange weiter benutzt. . Das Liposomen Gel entspannt die Lippen, lässt sie nicht austrocknen und vermindert die altersbedingten Lippenfalten.

Seit einiger Zeit habe ich mich mit dem Argan-Öl angefreundet, wobei die äußere Anwendung im Vordergrund steht. Es hilft bei allen Hautreizungen, kleinen Wunden oder Mückenstiche und als Alternative zum Liposomen Gel auch bei der Lippenpflege.

Ebenso kann man mit ein paar Tropfen auch den Händen etwas Gutes zukommen lassen.

Die beste Körperpflege erhält man in der Sauna, oder wie man heute sagt, in der Wellness Oase. Das ist zwar nicht ganz billig, aber ich empfehle jedem, diese Möglichkeit zur Regeneration regelmäßig zu nutzen. Ich fühle mich wie „neu geboren", wenn ich dort die Wohltaten für einen halben Tag genießen durfte. Die Kombination von Schwitzen, Schwimmen im Solebad, Salz-Sauna und ähnlichem ist die ideale Erfrischung für Körper und Geist.

Kapitel V – Lebenseinstellungen

Die richtige Lebenseinstellung

Nehmen wir an, Sie sind jetzt in diesem Moment völlig frei von körperlichen Beschwerden, fühlen Sie sich auch glücklich? Gesundheit allein reicht nicht aus, um ein glückliches und zufriedenes Leben führen zu können. Ängste und Sorgen belasten ständig unser Lebensgefühl. Niemand kann Sie von Ihren Ängsten und Sorgen befreien. Aber mit Ihrer richtigen Einstellung können Sie die innere Belastung aufheben.

Unsere Gefühlsmechanismen haben sich seit der Steinzeit nicht wesentlich weiterentwickelt. Die Welt hat sich grundlegend verändert, aber wir reagieren und kämpfen weiterhin wie in der Steinzeit. In der heutigen Welt sind unsere Grundbedürfnisse mit wenigen Ausnahmen bereits erfüllt. Sie haben eine Wohnung und sind vor Nässe und Kälte geschützt, Es gibt soziale Netzwerke, die niemanden verhungern lassen und umfangreiche Einrichtungen, die uns vor Gewalt schützen.

Das sind unsere Grundbedürfnisse, das heißt ja nicht, dass Sie damit zufrieden sein sollen, verbessern Sie Ihren Lebensstandard nach Ihren Möglichkeiten. Aber dieses „Mehr" darf nicht zum Selbstzweck werden und vor allem nicht in gefährlichen Stress ausarten. Die Bedeutung von Stress wird heute noch allgemein unterschätzt und als ein notwendiges Übel betrachtet. Der oben bereits erwähnte Dr. Coldwell hält Stress allerdings für den Hauptverursacher von geistigen und körperlichen Erkrankungen, unter anderem auch für Krebserkrankungen.

In unserer heutigen Arbeitswelt scheint es so, dass Stress unvermeidbar ist, wenn wir unsere Position erhalten oder verbessern wollen. Es fällt uns sehr schwer, sich mit „Weniger" zufrieden zu geben, Wir sind davon überzeugt, dass wir unser Lebensgefühl steigern können, wenn wir mehr erreichen. Aber ein höherer Verdienst, mehr Macht und Verantwortung sind keine Garantien für ein besseres Leben. Durch die höhere Belastung und den damit verbundenen Stress wird Ihre geistige und körperliche Gesundheit angegriffen, wenn Sie keinen entsprechenden Ausgleich schaffen.

Jetzt werden Sie vielleicht denken: „Die Sorgen möchte ich auch mal haben. Ich muss um mein tägliches Auskommen kämpfen und in meinem Alter mache ich mir auch Sorgen um meine Gesundheit". Dafür habe ich volles Verständnis. Aber in dieser Situation helfen Ihnen kämpfen und befürchten nicht weiter, auch das ist Stress und den sollten Sie als erstes abbauen.

Zu einer richtigen Lebenseinstellung gehört auch positiv zu denken. Ich verstehe darunter, nicht nur die negative Seite zu sehen und bei der Kritik objektiv zu bleiben. Positives Denken kann das Lebensgefühl verbessern, aber die äußeren Dinge nicht verändern. Dazu müssen dem positiven Denken auch positive Taten folgen.

Vor einigen Jahrzehnten konnte Joseph Murphy noch die halbe Welt begeistern, durch positives Denken alles erreichen zu können, wenn man nur fest daran glaubt. Und die halbe Welt war dann enttäuscht, weil es so nicht funktionierte. Für Viele waren die Folgen sogar negativ. Die Erwartungshaltung durch positives Denken allein etwas erreichen zu können, diese Illusion existiert zum Teil auch heute noch.

Gelassenheit

Der erste und wichtigste Schritt, um Stress und innere Belastungen abzubauen, ist das akzeptieren der bestehenden Realität. Egal was passiert ist, es ist passiert. Wir können es nicht rückgängig machen und nicht ändern. Wir haben die Wahl, innerlich und äußerlich den Zustand zu bejammern, oder möglichst gelassen erst einmal hinzunehmen.

„So ist es. Anders kann es nicht sein" (Dominschrift Amsterdam)

Hallo das ist doch wohl logisch, werden Sie jetzt vielleicht denken. Ja schon, aber warum denken und handeln wir nicht danach? Wir leben mit unseren Gedanken und Sorgen in der Vergangenheit und vermasseln uns das heute. Wir blockieren uns mit Dingen, die nicht mehr zu ändern sind, anstatt sich darauf zu konzentrieren, was jetzt zu denken und zu tun ist. Das gilt nicht nur für dramatische Ereignisse, es verfolgt uns überall, auch bei den alltäglichen Dingen.

Dieser unscheinbare Spruch begleitet mich seit vielen Jahren und war mir bei vielen kritischen Situationen eine wertvolle Hilfe. Aber auch bei meinen normalen Tagesaufgaben trägt er dazu bei, die innere Ruhe und Gelassenheit zu bewahren.

An meine erste Anwendung vor langer Zeit erinnere ich mich noch genau. Als junger, ehrgeiziger Abteilungsleiter war ich auf dem Weg zu einer sehr wichtigen Verhandlung. Wie leider häufig stand ich unter Zeitdruck, ich musste glatt durchkommen, um einigermaßen pünktlich zu sein. Und dann ging vor mir die Bahnschranke herunter. Auch das noch, das darf doch nicht wahr sein. Ich bekam Herzschmerzen und drehte fast durch. Dann fiel mir ein Spruch wieder ein, den ich irgendwo mal gelesen hatte: So ist es. Anders kann es nicht sein. Vielleicht hilft es, sagte ich mir und wiederholte den Spruch mehrmals, Und es half wirklich. Als die

Schranken sich wieder öffneten hatte ich keine Herzschmerzen mehr. Ich konnte wieder produktiv denken und mich auf eine vernünftige Entschuldigung vorbereiten. Die wurde allerdings zur Nebensache, da ohnehin noch ein wichtiger Teilnehmer erwartet wurde.

Sicherlich reicht es nicht aus, allein mit einem Spruch unsere inneren Belastungen, Sorgen und Ängste los zu werden. Aber zumindest kann er uns in vielen Situationen eine gute Stütze sein und dazu beitragen unnötigen Ballast zu überprüfen. Um zu einer bleibenden Gelassenheit zu kommen, müssen wir uns um unseren Verstand kümmern.

Sorgen

„**Sorge Dich nicht, lebe**" ist ein sehr empfehlenswertes Buch von Dale Carnegie. Hier finden Sie praktische Beispiele für alle Lebenslagen, wie man seine Sorgen los werden kann.. Dieser alte Bestseller kann gute Hilfe leisten.

Aber warum machen wir uns ständig Sorgen? Wenn ich sie auflösen kann, dann haben sie doch keine Berechtigung uns zu belasten. Die Antwort mag Sie vielleicht verwundern: Wir machen uns im Grunde keine Sorgen, nur unser Verstand macht sich Sorgen, und das aus Sorge um uns.

Um das zu verstehen müssen wir die Funktion unseres Verstandes beachten. Wir sind nicht der Verstand und es gibt ein Bewusstsein, das auch außerhalb des Verstandes existiert. Unser Problem besteht darin, dass der Verstand unser Tagesbewusstsein soweit beherrscht, dass wir uns unbewusst mit ihm identifizieren. Wir glauben, unser Verstand sei unser Selbst.

Zu jeder Situation serviert er uns unaufgefordert Analysen und Impulse aus seinem gespeicherten Wissen. Dieses Wissen stammt aber ausschließlich aus der Vergangenheit, wobei die Vergangenheit mit dem vererbten Verstandesmuster bis in die Urzeit reicht.

Unser Verstand ist das große Privileg des Menschen, er ist unser lebenswichtigster Helfer, aber wir dürfen uns von ihm nicht beherrschen lassen. Er möchte uns schützen und vor Gefahren warnen, aber häufig nach Maßstäben, die heute nicht mehr gültig sind. Er serviert uns Befürchtungen und Ängste teilweise aus der Sicht des Steinzeitmenschen. So belasten uns Urängste, wie zu verhungern, getötet zu werden, allein zu sein und ähnliches, für die es im Moment keinen Grund gibt.

Was können wir dagegen tun? Ändern können wir den Verstand nicht. Eckhart Tolle gibt uns dafür in seinem Buch. „Jetzt!

Die Kraft der Gegenwart" eine brauchbare Anweisung. Er empfiehlt, mit unserem Verstand auf Distanz zu gehen und den „Denker" beobachten. Beobachten heißt, einem Gedanken zuhören, ohne ihn zu beurteilen oder zu verdammen. Wenn wir einem Gedanken zuhören, sind wir uns des Gedankens bewusst und zugleich unseres Selbst als Zeuge dieses Gedankens.

Wenn uns klar wird: da ist der Gedanke und hier bin ich, entziehen wir dem Verstand die Macht über uns. Unser Selbstgefühl ist nicht mehr von ihm abhängig, die Gedanken verlieren ihre Wirkung.

Es ist leider nicht so einfach, sich der eigenen Gedanken bewusst zu werden, sie kommen ja zusammen mit Bildern und Empfindungen. Versuchen Sie es aber und geben nicht gleich auf. Sie haben damit die große Chance, sich von Sorgen und Ängste wirklich zu befreien.

Es kann aber schon eine besondere Hilfe sein, wenn Ihnen bewusst ist, dass Ihre Sorgen nur gut gemeinte Ratschläge Ihres Verstandes sind. Davon sollten Sie aber wirklich überzeugt sein. Vielleicht hilft Ihnen dabei die folgende einfache Übung, mit der Sie selbst feststellen können, dass Ihr Bewusstsein nicht identisch ist mit der Gedankenwelt Ihres Verstandes.

Achten Sie einmal auf Ihren üblichen Gedankenfluss. Nun stellen Sie Ihrem Verstand eine schwierige Frage, zum Beispiel: „Welche Farbe hat der nächste Gedanke"? Wenn Sie jetzt auf Ihre Gedanken achten, stellen Sie fest, dass hier absolute Funkstille herrscht. Für diesen Moment hängt Ihr Verstand in der Warteschleife, Sie sind jetzt in Ihrem „reinen" Bewusstsein.

Ängste

Ängste sind wie Sorgen Belastungen aus unserem Verstand. Aber Ängste treffen uns direkter und beherrschen unser Gefühl. Von allen Belastungen sind Ängste eines der größten Lebensprobleme. Wer in Angst lebt, lebt in Verwirrung, wird verkrampft, aggressiv und gewalttätig.

Das Problem ist nicht die physische Furcht, diese instinktive Reaktion haben wir mit den Tieren gemeinsam, zum Schutz vor Gefahren, Es geht um die Ängste, die bei unserem Denken entstehen. Wir alle sind mit Ängsten belastet. In der heutigen Gesellschaft ist unsere Erziehung auf Wettbewerb ausgerichtet. Die treibt uns an, immer der Bessere zu sein, mit der ständigen Angst zu versagen.

Was machen wir mit unseren Ängsten? Wir versuchen sie zu verdecken und vor ihnen zu fliehen. Damit können wir uns aber nicht davon lösen und verstärken sie sogar. Angst überfällt uns plötzlich und unvorbereitet. Wir sind dann kaum in der Lage, uns mit unserem Verstand auseinander zu setzen. Aber es gibt eine erste Hilfe, mit der man zumindest aus der Umklammerung der Angst herauskommt.

Diese Hilfe ist ganz einfach, aber sofort wirksam: Bekennen Sie sich zu Ihrer Angst, sagen Sie ja, ja ich habe Angst. Sobald ich mir meine Angst klar bewusst mache, verschwindet das beklemmende Angstgefühl.

Diese Hilfe mag Ihnen vielleicht zu einfach aussehen. Versuchen Sie es selbst bei nächster Gelegenheit, es ist ja vollkommen risikolos. Mir hat diese Hilfe jedenfalls schon öfter gute Dienste geleistet. Zum Beispiel in folgender Situation:

Vor einiger Zeit versuchte jemand über unsere Terrassentür einzubrechen. Mitten in der Nacht wachte ich auf und hörte ein seltsames Geräusch. Ich stand auf und schlich durch alle Räume. Dann sah ich hinter der gläsernen Terrassentür eine Gestalt, die sich auffällig bewegte. An einen Einbrecher hatte ich bis dahin nicht gedacht und öffnete die Tür. Die Gestalt war dadurch mehr erschreckt als ich und ergriff sofort die Flucht. An der Tür waren bereits einige Teile vom Schloss abmontiert. Der Einbrecher hatte wohl gerade versucht die Tür auszuhebeln und dieses Vibrationsgeräusch hatte mich offensichtlich geweckt.

Nach dem Einschalten der Polizei, konnte ich dann ruhig weiterschlafen. Nach zwei Tagen kam aber etwas Unerwartetes: Mitten in der Nacht schreckte ich auf, vor Angst schweißgebadet und glaubte Geräusche zu hören. Und das wiederholte sich auch in der folgenden Nacht. Aber da war ich schon vorbereitet: „Ja verdammt, ich habe schreckliche Angst, warum auch immer, ja ich habe Angst". Und das reichte tatsächlich aus, um von dieser Angst befreit zu werden. Ich wurde in keiner Nacht mehr gestört.

Diese einfache, erste Hilfe reicht leider nicht aus, um uns von unseren Ängsten grundlegend zu befreien. Sie sind zwar genau so wie die Sorgen Produkte unseres Verstandes, aber wesentlich schwerer in den Griff zu bekommen. Mit körperlichen und geistigen Übungen und Techniken, können wir sie nicht vertreiben. Durch Ablenkung, wie konzentriertes Arbeiten, können wir sie eine Zeit lang vergessen, aber nicht beseitigen.

Krishnamurti hat dieses Problem in seinem Buch: „Einbruch in die Freiheit" ausführlich beschrieben. Er zeigt uns auch den Weg, unsere Ängste los zu werden, warnt uns aber gleichzeitig, dass dafür aber auch bestimmte Voraussetzungen erforderlich sind: Wir müssen vollkommen in der Gegenwart leben und die Zusammenhänge von Denken, Erinnerung und Zeit verstehen. Und zwar nicht nur mit dem Verstand, sondern auch „mit Herz und Hirn und Eingeweiden".

Das ist einfach zu schwer für mich und wahrscheinlich auch für Sie. Aber es lässt sich trotzdem eine Hilfe daraus ableiten. Sinngemäß sagt Krishnamurti: Wenn wir uns vor etwas fürchten, empfinden wir die Furcht als etwas Getrenntes von uns. Die Furcht existiert aber nicht irgendwo im Raum, sondern allein bei uns und mit all unserer Erfahrung über die Furcht. Wir selbst sind ein Teil der Furcht und nicht getrennt von ihr.

Und weiter wörtlich; „Der Beobachter ist Furcht, und wenn das erkannt wird, verschwindet das Zeit-Raum-Intervall zwischen dem Beobachter und dem Beobachtetem. Wenn Sie sehen, dass Sie ein Teil der Furcht und nicht getrennt von ihr sind – dass Sie Furcht sind -, dann brauchen Sie dazu nichts zu tun, dann hört die Furcht gänzlich auf".

Das liest sich einfach und gut, ist aber, wie oben beschrieben, an Voraussetzungen geknüpft. Dennoch kann es uns helfen unsere Furcht etwas abzubauen, wenn wir uns klar machen, dass die Furcht keine eigene Existenz hat und wir selbst die Furcht sind.

Die Angst vor dem Pflegeheim: Diese Angst ist heute berechtigter denn je. Es werden zwar immer neue Pflegeheime errichtet, so dass es kaum noch einen Platzmangel gibt. Die Unterbringung wird aber immer teurer und für die meisten nicht mehr bezahlbar. Wenn Ihr persönlicher Anteil nicht mehr ausreicht, werden Ihre Kinder zur Kasse gebeten.

Das ist ein weiterer wichtiger Punkt, alles daran zu setzen, möglichst bis zum Ende beweglich zu bleiben, auch wenn das manchmal schwer fällt. Es ist so wichtig, sich selbst oder Ihren Partner versorgen können. Sollten Ihre Beschwerden das nicht mehr zulassen, bemühen Sie sich rechtzeitig um Alternativen.

Zum Beispiel eine eigene Hilfe zu beschäftigen, das kostet Sie wesentlich weniger, als Ihr Kostenanteil in einem Pflegeheim.

Angst vor dem Sterben: „Mit meinem Tod kann ich mich abfinden, auch wenn es mir schwer fällt, aber ich habe große Angst vor dem Sterben, vor einem qualvollen Sterben". Diese Sorge höre ich oft und diese Sorge ist auch berechtigt. Dabei geht es bei dieser Sorge nicht allein um ein schmerzvolles Ende. Es geht auch um die Art, wie ich sterbe. Ist es mir vergönnt würdevoll und in Ruhe zu sterben, oder hänge ich noch längere Zeit an lebenserhaltenden Maschinen.

Für die Angst vor Schmerzen macht uns der Palliativarzt Matthias Thöns Mut. Nach seiner Erfahrung sterben Acht von Zehn auf natürlichem Wege schmerzfrei, die Übrigen können mit einfachen Hilfsmittel ebenso Schmerzfreiheit erreichen. Unser Körper ist so eingerichtet, dass er bei Versagen eines Organs unsere Schmerz- und Angstempfindung abschaltet. Das alles aber nur ohne eine apparative Behinderung.

Lebenserhaltende Anwendungen haben sich zu einem „Geschäft mit dem Lebensende" entwickelt, zu einer der größten Einnahmequelle der Kliniken. In seinem Buch: „Patient ohne Verfügung" zeigt Thöns an vielen Beispielen, wie sinnlos und eher schädigend viele solcher Maßnahmen sind. Das Erreichen von Gewinnen ist wichtiger geworden, als das Wohl des Patienten. Er mahnt uns daher dringend, durch eine rechtzeitige Patientenverfügung diese Quälereien auszuschließen.

Angst vor dem Tod: Unsere Ängste entstehen aus Befürchtungen, dass etwas passieren könnte. Die meisten befürchteten Ereignisse treten aber nicht ein, zumindest nicht in dem befürchteten Umfang. Obwohl uns das bewusst ist, können wir unsere Ängste kaum beherrschen.

Seltsamerweise scheint uns das mit der Angst vor dem Tod zu gelingen, bei einem Ereignis, von dem wir wissen, dass es mit Sicherheit eintrifft. Allerdings wird diese Angst nur aus unserem Bewusstsein verdrängt. Wir möchten gar nicht daran denken, erst recht nicht darüber reden. Unbewusst bleibt diese Angst aber weiterhin aktiv und belastet unser Leben. Einige Weisheitslehrer sind sogar der Auffassung, dass alle Lebensängste aus der Angst vor dem Tod entstehen. Wer Angst vor dem Tod hat, der hat auch Angst vor dem Leben.

Worin besteht diese Angst vor dem Tod? Wenn ein bestimmtes Alter erreicht ist, wird es weniger der Verlust des Lebens sein. Viel mehr ist es die Angst vor der Ungewissheit, was mit mir nach dem Tod passieren könnte. Und das kann niemand wissen, weder die Religionen, noch sonstige Heilsverkünder. Wer an die religiösen Verheißungen glaubt, wird dort vielleicht Trost finden können.

Aber so einfach scheint das auch nicht zu gehen, zum Beispiel nicht bei meiner Schwiegermutter, sie konnte vor Angst nicht sterben. Meine Schwiegermutter war ein tief gläubiger Mensch, sie war nicht nur in der Kirche aktiv, sie half jedem, der Hilfe brauchte. Sie führte ein wahrhaft vorbildliches Leben. Als mit 92 Jahren ihre Stunde gekommen war, konnte auch die Fürsorge Ihres Pastors ihre Angst nicht auflösen. Sie hatte Angst, doch nicht immer ein gottgefälliges Leben geführt zu haben und dafür bestraft zu werden.

Obwohl Sie nichts mehr aß und kaum noch etwas trank, dauerte Ihr Kampf viele Tage. Als Ungläubiger hatte ich dann das Privileg in einem längeren Gespräch, sie wahrscheinlich zu beruhigen. Sie schlief in der folgenden Nacht ein und genau in Ihrer Sterbestunde hatte ich einen Traum, in dem sie mir eine silberne Rose schenkte und sich bei mir bedankte.

Das mag ein Wunschtraum von mir gewesen sein, ich glaube aber eher an eine Gedanken Übertragung, vielleicht waren es Ihre letzten Gedanken. Auf diesem Gebiet sind unsere menschlichen Möglichkeiten noch weitgehend unerforscht, obwohl wir dazu in der Lage wären. Dem gegenüber ist uns eine Erforschung des Jenseits nicht möglich. Nahtoderlebnisse, Durchsagen und Ähnliches sind immer mit lebendigen Menschen verknüpft. Über das Jenseits, über die Zeit nach dem Tod kann niemand etwas wissen. Was nicht ausschließt, dass es da ungeahnte Möglichkeiten gibt

Wenn Sie mich jetzt fragen sollten, wie ich mit der Angst vor dem Tod umgehe, kann ich Sie nur auf Sokrates verweisen. Bevor Sokrates den Giftbecher trank, munterte er seine Schüler sinngemäß auf: „Ich verstehe nicht, warum die Menschen Angst vor dem Tod haben. Wenn es stimmt, was die Atheisten behaupten, nämlich dass man endgültig stirbt und nichts übrig bleibt, dann steht nichts zu befürchten, dann braucht man doch keine Angst zu haben. Oder vielleicht haben die Theisten recht und es wird mich noch geben, weshalb Angst haben?"

Vertrauen

„Ich bewege mich durch das Leben mit leichtem Herzen und ohne Sorgen, wissend, dass alles gut ist". (Deepak Chopra)

Dieser zentrale Gedanke von Deepak Chopra umfasst nach meiner Ansicht das Wichtigste, was wir in unserem Leben überhaupt erreichen können. Wer das für sich bejahen kann, ist ein glücklich lebender Mensch, unabhängig von seinen äußeren Umständen. Sie werden jetzt vermutlich denken, das sind sicherlich schöne Worte. Wenn ich mich darin einfühle, so tut das richtig gut, aber im nächsten Moment werde ich eher ärgerlich, weil es für mich nicht gilt. Was kann ich konkret damit anfangen, an meiner jetzigen Situation wird es nichts ändern.

Vielleicht doch. Wenn Sie die beiden vorhergehenden Abschnitte beachten, werden Sie mir zustimmen, dass Sorgen und Ängste irreale Emotionen sind. Real sind Ihre, vielleicht schwierigen Aufgaben, auf die Sie sich konzentrieren sollten. Zu wissen, dass alles gut ist, ist da schon komplizierter. Ein frommer Christ wird dies möglicherweise glauben können. Nur der Glaube ist kein Wissen, er ist eher Wunschdenken. Auf der Verstandesebene gibt es dieses Wissen nicht. Wir können nur darauf vertrauen, dass es so ist.

Gibt es ausreichende Grundlagen für solches Vertrauen? Das traditionelle Bild von „Gott und die Welt" ist seit einigen Jahren im Umbruch. Wissenschaftliche Erkenntnisse, vor allem aus der Quantenphysik, nähern sich zwar den überlieferten Weisheiten und Mythen. Aber mit Wissen hat das nichts zu tun.

Etwas anderes ist es mit den Erkenntnissen über uns Menschen selbst. Wir wissen jetzt, dass unsere Realität aus zwei Seiten besteht. Da ist zunächst unsere reale Welt, die wir mit unseren Sinnen erfassen. Ohne diese Realität infrage zu stellen, müssen wir aber anerkennen, dass diese Welt, wie wir sie wahrnehmen, nur in unserem Gehirn existiert. Alle manifestierten Formen, unser Körper eingeschlossen, sind Energieschwingungen in unterschiedlicher Dichte und mit verschiedenen Mustern. Es gibt „außen" weder Farben noch Töne. So ganz neu sollte uns das nicht sein, Schall- und Lichtwellen sind uns ja immer schon geläufig.

Wo und wie nun Farben und Töne entstehen, könnte uns zunächst gleichgültig sein, wir sind in diese farbenfrohe Welt geboren und betrachten zu Recht unsere Wahrnehmungen als real. Wir leben aber auch auf der zweiten, der geistigen Ebene und das ebenso real. Auch wenn uns das weitgehend unbewusst ist, wir sind ein geistiges Wesen mit einem Körper als Behausung.

Zum Beispiel besitzen wir ein Bewusstsein, das wir von unserem Verstand und körperlichen Empfindungen frei schalten können. Mit dem wir das vegetative Nervensystem einer anderen Person beeinflussen können, sogar über unbegrenzte Entfernungen. Was glauben Sie wer oder was steuert das Leben erhaltende „autonome" Nervensystem, oder unser Gehirn? Das sind keine Automaten, es gibt auch keine Fernsteuerung. Diese unendlich komplizierten Vorgänge steuern wir selbst über unser eigenes Energiefeld. Unser Verstand hat vorsichtshalber dazu keinen Zugang, wir können dieses Energiefeld sogar mit etwas Übung fühlen.

Und wer oder was steuert dieses Energiefeld? Ist es unser göttlicher Anteil, ist es unsere Seele, unser Unterbewusstsein oder das Energiefeld selbst? Vielleicht von allem etwas. Nach meiner Überzeugung ist es unser Herz, in seiner körperlichen und geistigen Existenz. Für mich ist das Herz die höchste Instanz für alle Vorgänge im Vegetativum, Zuständig für die Steuerung, Erneuerung und Reparaturen aller Zelltätigkeiten.

Es beeinflusst nicht nur unser Lebensgefühl, sondern garantiert auch unsere Lebensfähigkeit. Der Herzchirurg und Medizinforscher Dr. Lothar Hollerbach geht da noch einen Schritt weiter und sieht in unserem Herz die Zentralstelle unseres Lebens. In seinem

Buch: „Der Quanten Code" schreibt er: „Ihr Herz ist Ihr zentrales Organ, das alles, auch wirklich alles, innerhalb wie außerhalb Ihres Körpers wahrnimmt, abspürt und gleichzeitig regelt" und weiter: „Als energetische Basisstation produziert das Herz elektromagnetische Impulse, die im EKG, dem Elektrokardiogramm, sowohl auf der Körperoberfläche als auch außerhalb des Körpers messbar sind".

Ich schließe daraus, dass das Herz nicht nur unsere Körperfunktionen steuert, sondern auch unser Verhalten beeinflussen kann, soweit wir dafür offen sind. Was bedeuten zum Beispiel „Zufälle"? Wir betonen dann zwar immer, dass es keine „Zufälle" gibt. Aber wer oder was arrangiert das „zufällig" Eintretende? Für den einen ist es eine höhere Macht, für den Andern unser eigener Instinkt. Beide Begriffe sind aber nur Worthülsen, die wir nicht weiter hinterfragen können. Realistischer erscheint mir, darin das Wirken unseres Herzens zu sehen.

Möglicherweise ist es auch der „Schutzengel" der Kinder, so lange sie noch nicht von ihrem Verstand beherrscht werden. Zumindest sollte uns das im Vertrauen zu unserem Körper verstärken und damit auch zu unserem Leben.

Können wir uns auch als Erwachsene unserem Herzen öffnen? Sicherlich schon, aber nicht in der gesellschaftlichen, üblichen Art und Weise. Wenn ich zum Beispiel betone: „Ich liebe Dich mit oder aus ganzem Herzen". So bleibt das nur eine Floskel, auch wenn ich es verstandesmäßig ernst meine. Der Zugang zum Herzen geht nicht über Worte, sondern allein über Gefühl.

Legen Sie Ihre Hand auf Ihr Herz und fühlen Sie sich hinein, versuchen Sie Ihr Herz körperlich wahr zu nehmen. Ihr Herz antwortet sofort mit ansteigender Wärme. Jetzt können Sie Ihr Herz auch innerlich bitten, die Wärme auf Ihren Körper auszuweiten, was Sie nach einer Weile auch deutlich feststellen können. Das ist so einfach und doch so beruhigend.

Kommen wir noch einmal zurück zum Begriff „Vertrauen". Vertrauen spielt in unserem täglichen Leben eine viel größere Rolle, als uns bewusst ist. Bei fast jeder Aktion vertrauen wir auf etwas. Ein simples Beispiel: Ich gehe zum Bahnhof und vertraue darauf, dass der Zug auch pünktlich kommt, wissen kann ich das nicht. Das ist für uns kein Problem. Erst wenn es um mehr geht, fällt uns Vertrauen schwer und fordern Sicherheit und Beweise.

Ob das nun richtig ist, hängt von dem jeweiligen Zusammenhang ab. In der Arbeitswelt findet sich häufig der Spruch: „Vertrauen ist gut, aber Kontrolle ist besser". Das schließt aber nicht aus, meinem Arbeitskollegen zu vertrauen. Im menschlichen Miteinander, insbesondere in der Partnerschaft ist gegenseitiges Vertrauen eine Voraussetzung für ein zufrieden stellendes Zusammenleben.

Gehen wir über unseren persönlichen Bereich hinaus, müssen wir leider feststellen, dass hier Vertrauen fehl am Platz ist. Überall da, wo es um das Geld geht, ist heute Misstrauen angebracht. Die Probleme im „Gesundheitssystem" und in den Kliniken wurden bereits mehrfach erwähnt. Es gibt kaum noch einen Bereich, dem wir Vertrauen können, jeder möchte an uns nur verdienen. Werbung sollte zum Unwort des Jahrzehnts erklärt werden.

Betrachten wir das Chaos in der Welt, da können wir überhaupt nichts Gutes feststellen. Es scheint so, dass hier weder ein Schöpfer am Werk ist, noch eine Weiterentwicklung der Menschheit statt gefunden hat. Eher hat sich die Dummheit des Menschen weiter entwickelt, sich selbst und die Welt zu zerstören.

Es bleibt uns nur übrig, das Weltgeschehen soweit wie möglich aus zu blenden und uns auf unseren persönlichen Bereich zu konzentrieren. Wir sollten uns bewusst machen, in wie weit das Weltgeschehen uns persönlich betrifft. Sicherlich besteht die große Gefahr eines Atomkrieges, bei dem wir wahrscheinlich nicht verschont blieben. Aber diese Gefahr besteht schon seit Jahrzehnten und unser Leben ging weiter.

Unsere Sorgen sind hier berechtigt und wir können sie nicht einfach auflösen, wir müssen damit leben. Aber wir sollten auch hier beachten, dass Sorgen immer nur eine mögliche Zukunft betreffen, nicht die Gegenwart und erst recht nicht den Moment, in dem wir gerade leben. Auch die Entwicklung der Welt kann sich zum Positiven verändern. Obamas Versuch die Welt zu beruhigen, ist zwar an der Dummheit der Menschen gescheitert, aber er hat gezeigt, dass es möglich sein kann.

Mit einem Zitat von Eckhart Tolle, dessen Weisheit ich sehr viel verdanke, möchte ich diesen Bereich abschließen:

„Sage immer „Ja" zum gegenwärtigen Moment! Was könnte sinnloser, wahnsinniger sein als inneren Widerstand gegen das aufzubauen, was bereits da ist. Sage „Ja" zum Leben und schau, wie das Leben plötzlich beginnt, für Dich zu arbeiten anstatt gegen Dich".

Entspannung

Könnten wir die alltäglichen Dinge mit Freude und Liebe erledigen, brauchten wir keine Entspannung. Unser normaler Alltag lässt das aus vielen Gründen aber nicht zu, so dass wir gezielt nach Möglichkeiten der Entspannung suchen müssen. Leider wird dabei häufig Ablenkung mit Entspannung verwechselt, wie zum Beispiel der übliche Abend vor dem Fernseher. Es gibt viele gute Entspannungsmöglichkeiten, aber die Meisten glauben dafür keine Zeit mehr zu haben.

Die bekanntesten Übungen sind Autogenes Training und Meditation. Beide Übungen sind sehr empfehlenswert und wer sie bereits ausübt, sollte sie auch beibehalten. Sie sind eine ideale Geistesschulung, aber als Entspannungsübungen sind sie weniger geeignet. Das Autogene Training setzt Training voraus, wie der Name bereits sagt. Meditation setzt voraus, dass sie bereits entspannt sind.

Die heute übliche Meditation haben wir von der fernöstlichen Welt übernommen. Aber wir haben nicht die eher passive Mentalität des fernöstlichen Menschen, wir sind eher aktiv ausgerichtet. Entsprechend fällt es uns schwerer, willentlich zu einer inneren Ruhe zu kommen. Ein möglicher Weg besteht darin, dass wir vor der Meditation durch körperliche Anstrengung unseren Aktivitätsdrang „abarbeiten".

Für die im Folgenden beschriebenen Entspannungsübungen werden nur wenige Minuten benötigt. Zudem können Sie die Übungen in Ruhe vor dem Einschlafen im Bett ausführen. Diese Übungen entspannen nicht nur intensiv, sondern stärken auch Ihren inneren Energiekreislauf.

Die Synchronisation: Die Synchronisation habe ich bei den „Übungen im Liegen" bereits ausführlich beschrieben. Am wirkungsvollsten ist diese Übung abends vor dem Einschlafen. Durch die Konzentration auf die Körperbereiche, lösen Sie sich von den Tagesbelastungen und können entspannt einschlafen. Zusätzlich können Sie die Synchronisation auch in Kurzform bei jeder stressigen Situation unbemerkt einsetzen, um sich kurzfristig zu entspannen.

Autonomes Entspannen: Unser autonomes Nervensystem können wir über unseren Verstand nicht direkt beeinflussen. Beim Autogenen Training gelingt uns das nach einiger Übungszeit durch wiederholte Suggestionen. Einfacher und schnellergeht es mit der Zweipunkt-Methode. Angeregt von den Erkenntnissen der Quantenphysik, entdeckte man vor einigen Jahren eine neue Möglichkeit, das autonome Nervensystem zu beeinflussen. Durch Berühren von zwei Körperpunkten und gleichzeitiger Konzentration auf beide Punkte, wird unser autonomes Nervensystem für Suggestionen zugänglich. Mit dieser Kenntnis entwickelte sich sehr bald eine neue Behandlungsmethode, die Quanten-Therapie.

Inwieweit damit auch Krankheiten geheilt werden können, möchte ich nicht erörtern. Mir geht es hier nur um die einzigartige Möglichkeit, sich sofort zu entspannen. Und das kann jeder nutzen, auch ohne weitere Kenntnis der Quanten-Therapie. Das einzige Kriterium besteht darin, dass man sich auf zwei Punkte gleichzeitig konzentrieren kann, so wie ich es bereits bei der Synchronisationsübung beschrieben habe.

Die Anwendung ist sehr einfach: Sie sitzen oder liegen in entspannter Lage. Ihre beiden Hände legen Sie jetzt auf Ihre Brust, die Fingerspitzen haben einen Abstand von circa 3 Zentimeter. Die Augen sind geschlossen. Nun drücken Sie leicht die Fingerkuppen beider Zeigefinger auf Ihre Brust. Während Sie die beiden Druckpunkte gleichzeitig fühlen, sagen Sie sich gedanklich:

„Ich bin entspannt, ich bin ganz entspannt, Entspannung auf allen Ebenen"

Danach lassen Sie Ihren Fingerdruck los und atmen ein paar Mal tief durch. Sie spüren jetzt im ganzen Körper eine Entspannung. Um diesen Zustand einige Zeit zu erhalten, konzentrieren Sie sich auf Ihre Atmung. Oder Sie wählen ein für Sie sympathisches Wort, in das Sie sich einfühlen können, zum Beispiel: „Frieden" oder „Liebe". Sie denken dann nur an dieses eine Wort, lassen es ausklingen und wiederholen es.

Mit dieser Zweipunkt-Methode können Sie auch einzelne Körperbereiche entspannen, zum Beispiel Ihren Nacken. Dazu legen Sie nach gleichem Muster Ihre Hände auf Ihren Nacken mit der Intension zur Entspannung.

Japanisches Heilströmen: Das japanische Heilströmen ist unter dem Namen „Jin Shin Jyutsu" durch mehrere Bücher in Deutschland bekannt geworden. Seit einiger Zeit ist seine Anwendung weit verbreitet und als zeitgemäßes Heilverfahren zumindest in der Naturheilkunde anerkannt. Dieses neue Verfahren unterscheidet sich nicht wesentlich vom Handauflegen deutscher Tradition. Die japanische Methode ist jedoch einfacher anzuwenden und besser nachzuvollziehen. Die Behandlung erfolgt über vorgegebene Energiepunkte, systematisch gegliedert nach Art der Erkrankung, vergleichbar mit der Akupunktur.

Das japanische Heilströmen bietet Ihnen die Möglichkeit, alle Alltagsbeschwerden selbst zu behandeln. Ich möchte Ihnen hier aber nicht das ganze Programm erläutern, das lernen Sie besser aus einem entsprechenden Buch.

Mir geht es hier um ein wichtiges Teilprogramm, um eine Übung, die mit **„Zentralstrom"** oder **„Mittelsrom"** bezeichnet wird. Der Zentralstrom aktiviert den Verlauf unserer zirkulierenden Lebensenergie, die vom Kopf nach unten fließt und auf der Rückseite des Körpers wieder aufsteigt. Bei regelmäßiger Anwendung des Zentralstroms werden deutlich spürbar Ihre Lebensenergie und Ihr Lebensgefühl angehoben.

Diesen Effekt spüren Sie erst nach längerer Anwendung. Was Sie aber sofort damit erreichen können, ist eine tiefe **Entspannung**. Mit dem Zentralstrom können Sie sich entspannen und gleichzeitig Ihre Lebensenergie aktivieren. Ich nutze den Zentralstrom hauptsächlich zur Entspannung oder auch als Einschlafhilfe, wenn ich mal nicht einschlafen kann. Mit der Konzentration auf die Energiepunkte ist unser Verstand beschäftigt und lässt uns mit anderen Gedanken in Ruhe.

Dieser sehr wirksame Zentralstrom hat eine so einfache Technik, dass Sie ihn gleich anwenden können. Er besteht aus acht Schritten. Bei jedem Schritt legen Sie beide Hände gleichzeitig auf die unten angegebenen Punkte für jeweils 2 bis 3 Minuten, oder auch länger. Das Auflegen erfolgt ohne Druck, mit den drei Kuppen der mittleren Finger, bei der Nasenspitze nur mir einer Fingerkuppe.

Sie können diese Übung sowohl im Sitzen, als auch im Liegen machen. Für den rechten Arm ist es anstrengend die Position längere Zeit zu halten. Unterstützen Sie ihn mit einem Kissen, oder legen Sie sich etwas zur Seite. Nach etwas Übung werden Sie bei den einzelnen Punkten ein Pulsieren fühlen, ein Zeichen für den Energiefluss.

Aber auch ohne dieses Pulsieren ist die Übung wirksam. Ebenso brauchen Sie sich keine Sorge machen, den richtigen Punkt zu finden. Wenn Sie auf den angegebenen Bereich Ihre drei Fingerkuppen legen, erreichen Sie immer die richtige Stelle.

1. Schritt: rechte Hand auf den höchsten Punkt des Kopfes, wo sie bis zum 6. Punkt liegen bleibt, linke Hand auf die Stirnmitte, oberhalb der Augenbrauenlinie.

2. Schritt: rechte Hand bleibt liegen, linke Hand mit einer Fingerkuppe auf die Nasenspitze.

3. Schritt: rechte Hand bleibt liegen, linke Hand in die Halsgrube oberhalb des Brustbeins.

4. Schritt: rechte Hand bleibt liegen, linke Hand auf die Mitte des Brustbeins.

5. Schritt: rechte Hand bleibt liegen, linke Hand unter das Ende des Brustbeins. Etwas oberhalb des Sonnengeflechts (Solarplexus).

6. Schritt: rechte Hand bleibt liegen, linke Hand circa zwei Fingerbreiten über dem Nabel

7. Schritt: rechte Hand bleibt liegen, linke Hand aufs Schambein.

8. Schritt: rechte Hand aufs Steißbein, linke Hand bleibt auf dem Schambein.

Sie können diese acht Schritte auch einzeln nutzen und damit die entsprechenden Körperbereiche harmonisieren. Die Zuordnung der einzelnen Schritte ist wie folgt:

Schritt 1: Gehirnfunktionen, geistige Vitalität, Gedächtnis, Stirnhöhlen und Augen

Schritt 2: Nasenbereich, Augen, Unterleib, Urogenitaltrakt und Becken

Schritt 3: Schilddrüse, Stoffwechsel, Calcium- und Magnesiumhaushalt, Nebenschilddrüse

Schritt 4: Thymusdrüse, Immunsystem, Herz, Atmung, Stressabbau, hilft bei Seelenschmerzen

Schritt 5: Milz, Magen, Pankreas und Nieren, Verdauung und Herz-Kreislauf-System

Schritt 6: Dünn- und Dickdarm, seelische und körperliche Stabilität, Immunsystem

Schritt 7: Wirbelsäule, Bandscheiben, macht den Kopf frei, bringt Harmonie

Schritt 8: Becken und Sexualität, harmonisiert vom Kopf bis zu den Füßen

Diese Übungen können Sie zwar auch nebenbei beim Fernsehen machen. Wirksamer sind sie aber, wenn Sie die Augen schließen und sich auf die Punkte konzentrieren. So können Sie auch die Reaktionen in den betreffenden Bereichen wahrnehmen. Wenn Sie sich ähnlich wie bei der Synchronisations-Übung, auf die jeweiligen zwei Punkte gleichzeitig konzentrieren, wird Ihre Übung noch intensiver.

Bücher über das japanische Heilströmen finden Sie im Literaturverzeichnis. Für den schnellen Einstieg in die weiteren Übungen empfehle ich die Taschenbücher von Ingrid Schlieske oder von Felicitas Waldeck. Wer sich tiefer darüber informieren möchte, findet das in dem Buch von Waltraud Riegger-Krause.

Ins Gleichgewicht kommen

In unserem Leben gibt es viele Möglichkeiten, die uns aus dem Gleichgewicht bringen, zum Beispiel großen Ärger, Verluste, Abschied nehmen, Geldnöte und vieles mehr. An der jeweiligen Situation können wir nichts ändern, aber es fällt uns sehr schwer, uns damit abzufinden. Wir versuchen es zu verdrängen, oder uns davon abzulenken. Aber es kann uns weiter verfolgen und uns lähmen.

Uns immer wieder klar zu machen, dass es einfach so ist, hilft uns manchmal nicht weiter. Entspannungsübungen wirken nur kurzfristig, oder wir kommen erst gar nicht zur Ruhe. Ich möchte Ihnen meinen persönlichen Weg zeigen, mit dem ich mich am schnellsten wieder ins Gleichgewicht bringe, das heißt, wie ich den belastenden Druck los werde und mich sofort wieder frisch und energievoll fühle.

Diesen Weg kann jeder gehen, allerdings wird der Eine oder Andere Schwierigkeiten haben, die Grundlagen zu akzeptieren. Diese Methode habe ich aus dem Buch: „Raus aus dem Geldspiel" von Robert Scheinfeld übernommen. Der Titel des Buches ist etwas irreführend, im Mittelpunkt steht nicht das „Geldspiel" sondern das „Lebensspiel".

Robert Scheinfeld geht es darum, aus den Belastungen des Lebens heraus zu kommen und das eigene „Lebensspiel" selbst zu bestimmen. Dazu beschreibt er verschiedene „Werkzeuge", die möglichst täglich zu benutzen sind. Um das Ziel zu erreichen, braucht man aber einige Jahre und dieser Weg ist mir zu lang. Mein Weg beschränkt sich auf ein „Werkzeug", das den Vorteil hat, sofort zu wirken.

Die Grundlagen zum Verständnis der „Werkzeuge" beschreibt Robert Scheinfeld auf 200 Seiten und bezieht sich dabei auf Erkenntnisse der Quantenphysik. Er spricht selbst von einer Hypothese, die im Ganzen nicht beweisbar ist, aber nach seinen lang-jährigen Erfahrungen richtig sein muss.

Seine Kernaussagen sind folgende: Das was wir mit unseren Sinnen erleben, unsere vielfältige Welt, existiert nur in unserem Gehirn als Hologramm. Da außerhalb unseres Gehirns, ohne einen Beobachter, es weder Farben noch Töne gibt, kann man das akzeptieren, auch wenn es nicht unserer Lebenserfahrung entspricht. Robert Scheinfeld geht aber noch einen Schritt weiter: Die Dinge und Situationen, die wir wahrnehmen sind nicht nur in ihrer Form und in ihrem Aussehen anders als wir glauben, sie existieren überhaupt nicht, zumindest nicht in unserem Umfeld.

Die Hologramme, die wir mit unserem Gehirn wahrnehmen, beziehen sich auf ein vorgegebenes Programm, das im „Nullfeld" angelegt ist. Das „Nullfeld" ist ein spezieller Begriff aus der Quantenphysik, ein Bereich, in dem alle Ereignisse „gespeichert" sind. Und die Ereignisse, die wir erleben, sollen wir nach Robert Scheinfeld selbst erfunden haben. Unser höheres Ich hat mit großem Energieaufwand diese Ereignisse im „Nullfeld" programmiert.

Ich hoffe, Sie geben jetzt nicht auf, natürlich widerspricht das unserer Auffassung und unseren Überzeugungen. Betrachten Sie es als eine Hypothese, und bleiben Sie offen für die Methode. Ich kann Ihnen versprechen, dass die Methode sehr wirksam ist. Mir sind keine Therapien und Verfahren bekannt, mit denen Sie so schnell und so einfach wieder ins Gleichgewicht kommen, unabhängig davon, was Sie belastet.

Allerdings bekommen Sie das nicht einfach geschenkt, Sie müssen dafür auch etwas tun, was Ihnen zunächst schwer fallen wird. Wenn Sie die folgende Formel aussprechen oder denken, dürfen es nicht nur leere Worte sein. Versuchen Sie, sich in ihre Worte ein zu fühlen und schalten mal für eine Minute Ihren kritischen Verstand aus.

Der Ablauf ist wie folgt: Als erstes machen Sie sich bewusst, was Sie im Moment bedrückt. Gehen Sie möglichst tief in Ihre negativen Empfindungen ein. Versuchen Sie die Energie, die sich hinter Ihrem Unbehagen verbirgt zu spüren. Aus diesem Gefühl heraus erklären Sie, dass dies alles nicht real ist, dass dies nur eine Erfindung Ihres Bewusstseins ist. Nun fordern Sie die Energien zurück, die Ihr höheres Ich in diese Erfindung gesteckt hat. Jetzt öffnen Sie sich für die zurück fließenden Energien, das heißt, Sie versuchen zu spüren, wie die Energie zu Ihnen zurück und durch Ihren Körper fließt.

Sie können jetzt nachprüfen, ob sich Gemütszustand verändert hat. Notfalls wiederholen Sie den Vorgang noch einmal. Das alles spielt sich allein auf der Ebene Ihres Gefühls ab. Die Welt verändert sich nicht, nur Ihr Gefühl. Es geht um die Befreiung Ihrer gefühlsmäßigen Belastung. Entsprechend wichtig ist es, dass Sie bei dem Gedankentext auch Ihr Gefühl mit einbringen.

Den folgenden Text habe ich wörtlich aus dem Buch von Robert Scheinfeld übernommen. Scheinfeld selbst empfiehlt, die Worte „Macht" und „Gott" entsprechend der eigenen Einstellung anzupassen, zum Beispiel durch „Kraft" und „Universum",

Robert Scheinfeld: „Raus aus dem Geldspiel" Seite: 167:

„Ich bin die Macht und die Gegenwart Gottes. Ich habe das hier selbst geschaffen. Es ist gar nicht echt. Es ist alles nur eine Erfindung. Es ist eine Erfindung meines Bewusstseins. Ich verlange meine Energie zurück, und zwar JETZT"

Dann machen Sie eine kurze Pause und fahren fort: **„Ich fordere meine Energie zurück und spüre, wie sie zu mir zurückkommt."** *Sie machen abermals eine Pause, um zu spüren, wie die Energie zu Ihnen zurückfließt, wie auch immer sich das anfühlt.* **„Ich fühle, wie sie durch mich hindurchfließt."** *Wieder eine Pause. Sie empfinden das nach.*

Dann erst sagen Sie: „**Ich spüre die Welle Ich spüre, wie ich wachse und wachse und immer mehr zu dem werde, der ich wirklich bin. Ich BIN die Macht und die Gegenwart Gottes.**"

Fühlen Sie, wie Sie sich für die Grenzenlose Energie öffnen.

Probieren Sie es einfach bei nächster Gelegenheit. Vielleicht reicht meine kurze Einführung nicht aus, dann empfehle ich Ihnen das Taschenbuch von Robert Scheinfeld. Allein für diese Anwendung lohnt sich sein Buch zu lesen. Er beschreibt die einzelnen Schritte sehr ausführlich und gut nachvollziehbar.

Und noch einmal: Es geht hierbei allein um Ihr Gefühl, das Sie belastet, nicht um die Tatsachen, die Sie nicht mehr ändern können. Insofern spielt es auch keine Rolle, ob die Hypothesen von Robert Scheinfeld nun stimmen oder nicht. Betrachten Sie den Vorgang als eine Art von Selbsthypnose, mit der Sie Ihr Gefühl manipulieren können.

Einsam oder allein

Sobald der berufliche Alltag fehlt, beschränkt sich der Kontakt zu anderen Menschen weitgehend auf die Familie und Freunde. Und wenn es die irgendwann auch nicht mehr gibt, ist man allein, aber auch einsam? Einsamkeit und Alleinsein sind zwei ganz unterschiedliche Lebenszustände. Ich bin zum Beispiel gern allein, auch im Umfeld meiner Familie. Viele Freunde habe ich nicht und bei größeren freundschaftlichen oder familiären Zusammenkünfte, fühle ich mich eher einsam

Sicherlich spielt sich das Leben in unseren Beziehungen ab, ein anderes Leben gibt es nicht. Aber eine innere Beziehung setzt vergleichbare Interessen voraus, ebenso ein richtiges Bild vom anderen. Und das wird im Alter immer schwieriger. Da gibt es nicht nur die Unterschiede von alt und jung. Auch die „Reife" des Alterns geht unterschiedliche Wege.

Sie mögen im Alter noch so leistungsfähig sein, in unserer Gesellschaft sind Sie der liebe Opa, dem man nicht mehr viel zumuten darf. Zum Beispiel erlebte ich das bei einem meiner Auftraggeber, der unvermittelt die Geschäftsbeziehung abbrach, als er zufällig erfuhr, dass ich „schon" 80 Jahre alt war. Kurz zuvor hatte er noch unsere gute Zusammenarbeit betont.

Die Altersprognosen besagen, dass wir alle etwas länger leben als in früheren Jahren. Dank gesundheitlicher Erkenntnisse auch länger leistungsfähiger bleiben. Aber in unserer gesellschaftlichen Auffassung ist das noch nicht angekommen. Ältere Arbeitnehmer haben immer noch große Schwierigkeiten, ihren Beruf weiter auszuüben, oder überhaupt einen Arbeitsplatz zu finden. Das Problem des zumutbaren Rentenbeginns und die auskömmliche Altersversorgung, ist ein Dauerthema in der Politik.

Und eine zufrieden stellende Lösung wird es in nächster Zeit nicht geben. Der technische Fortschritt verändert fortlaufend die

Strukturen der Arbeitswelt, wir werden älter und bleiben bedingt auch länger leistungsfähig. Eine Belastungsabgrenzung zwischen körperlicher und geistiger Arbeit hat heute keine Gültigkeit mehr. Die körperliche Belastung wird weiterhin abnehmen, während die psychische Belastung in vielen Berufen bedrohlich zunimmt.

Die propagierten und staatlich unterstützten Zusatzversicherungen können sich nur die ohnehin schon besser Verdienenden leisten. Ein allgemeines Grundeinkommen könnte eine Lösung sein, dazu müsste aber das ganze, bisherige Versorgungssystem umgestellt werden. Zudem wird befürchtet, dass dadurch der allgemeine Arbeitswille vermindert wird.

Solange noch keine grundsätzliche Umgestaltung möglich ist, sollte zumindest der Renteneintritt flexibel gestaltet werden. Wer über ein bestimmtes Rentenalter hinaus noch weiter arbeiten möchte, sollte dazu die Möglichkeit haben. Eine solche individuelle Lösung erscheint mir sinnvoller, als eine branchenmäßige Aufteilung des Eintrittsalters.

Das könnte auch den Übergang von der geregelten Arbeitswelt in das Rentnerdasein erleichtern. Das Rentenproblem beschränkt sich ja nicht nur auf den finanziellen Bereich, auch wenn das im Vordergrund steht. Der Beginn der Rente ist auch das Ende eines Lebensabschnitts, gesetzlich abgestempelt als nicht mehr voll leistungsfähig.

Bemerkenswert ist, dass in diesem Zusammenhang auch bei den politisch Verantwortlichen die Einsamkeit ein Thema geworden ist. Es wurde vor kurzem sogar eine Meinungsumfrage darüber durchgeführt: „Halten Sie die Einsamkeit in Deutschland für ein Problem?" Die Mehrheit (67 %) hat das bejaht. Offensichtlich ist Einsamkeit ein gesellschaftliches Problem geworden, Abgesehen von der Verbesserung des Grundeinkommens, gibt es auf der politischen Ebene aber kaum Möglichkeiten, hieran etwas zu ändern.

Immer mehr Menschen leben allein und viele fühlen sich einsam. Das beschränkt sich nicht auf das Alter, obwohl es gerade da sehr offenkundig ist. Es fängt bereits bei den Kindern an, die sich von den beschäftigten Eltern nicht mehr verstanden fühlen und setzt sich in der leistungsorientierten Arbeitswelt fort. In den USA wird fast jeder zweite Erwachsene von einem Psychotherapeuten begleitet. In Deutschland gibt es dafür noch nicht genügend Therapeuten. Als Ersatz wird hier das Gespräch mit dem Hausarzt oder auch mit dem Friseur gesucht.

Unsere Gesellschaft, unser Zusammenleben hat sich verändert. Aus der früheren Großfamilie mit mehreren Generationen hat sich die Eltern-Kind Familie entwickelt und in deren Folge viele allein Lebende. Diese allgemeine Entwicklung, hat uns niemand aufgezwungen, wir haben selbst es so gewollt. Alleinsein hat auch etwas mit Freiheit zu tun.

Alleinsein wird erst dann ein Problem, wenn ich beziehungslos bin. Beziehungslos zu anderen, vor allem aber beziehungslos zu mir selbst, ein Problem der eigenen Lebenseinstellung. Sicherlich ist die eigene Lebenseinstellung nicht frei von äußeren Zwängen und Einflüssen, aber im Wesentlichen bestimme ich doch selbst, was ich tun oder lassen möchte.

Ein großer Luxus in unserem Leben ist Zeit zu haben, Zeit für uns selbst. In der Arbeitswelt gilt: „Zeit ist Geld" und nichts tun ist ein Fehlverhalten. Und wenn wir dann als Rentner alle Zeit der Welt haben, wissen wir nichts damit anzufangen, wenn uns dafür die richtige Lebenseinstellung fehlt. Es gibt für jeden etwas, mit dem man sich ausreichend beschäftigen kann. Das können Hobbys sein, Vereine oder auch soziale Tätigkeiten, jeweils nach dem eigenen Interesse. Gleichzeitig erhält man auch Beziehungen zu anderen.

Natürlich setzt das voraus, dass man überhaupt Interessen hat und auch bereit ist, irgendetwas zu tun. Wobei wiederum die körperliche und geistige Beweglichkeit eine wichtige Rolle spielt. Das verstehe ich unter richtiger Lebenseinstellung. Es muss aber nicht nur eine Beschäftigung sein, um die Zeit zu nutzen: Einfach das Gefühl zu genießen, dass man jetzt Zeit hat, gleich was man gerade macht und von niemanden gedrängt zu werden und nichts zu versäumen.

Haustiere und Garten

Ein Haustier kann die Familie erweitern, oder auch das Allein-sein erträglicher machen. In jedem zweiten Haushalt gibt es heute ein Haustier und die Tierheime sind überfüllt und warten auf neue Tierbesitzer. Ich habe mein Leben lang Haustiere gehabt und mich daran erfreut. Aus dieser Erfahrung erlaube ich mir, auch auf einige Nachteile hinzuweisen.

Ob Hund oder Katze, beide Tierarten erfordern Pflege und Betreuung. Das ist zunächst einmal eine Bereicherung Ihres Alltags, grenzt aber gleichzeitig Ihre freie Beweglichkeit ein. Das hat bei einem Hund zwar auch eine positive Seite, da Sie mindestens zweimal am Tag mit ihm an die frische Luft gehen müssen, unabhängig vom Wetter. Sicherlich ist das ein nicht zu unterschätzender Gesundheitsfaktor.

Es wird aber schwieriger, wenn Sie für längere Zeit „außer Haus" sein müssen, Hunde können nur für eine beschränkte Zeit allein gelassen werden. Soweit möglich, müssen Sie ihn auch in den Urlaub mitnehmen, oder bei guten Freunden unterbringen. Ein Hund braucht wie ein Kind, ständig Ihre Nähe und Zuwendung.

Bei der Katze scheint das alles weniger problematisch zu sein. Sie können sie den ganzen Tag allein lassen. Vorausgesetzt Sie haben eine Wohnung im Erdgeschoß, brauchen Sie ihr nur hin und wieder die Tür zu öffnen, oder eine Katzenklappe vorsehen. Sie braucht zwar auch Ihre Zuwendung, aber nur, wenn sie es möchte. Das große Problem bei Katzen, ist jedoch der Urlaub. Katzen sind „ans Haus" gebunden. Sie können nicht in den Urlaub mitgenommen und auch nicht bei Freunden untergebracht werden.

Seitdem wir Katzen haben mussten meine Frau und ich auf einen gemeinsamen Urlaub verzichten und das dauert schon viele Jahre. Die lieben Kinder wohnen entfernt von uns und hatten für die erforderlichen Tage keine Zeit. Und eine Unterbringung im Tierheim wollten wir unserem Liebling nicht zumuten.

Bevor man sich ein Haustier anschafft, sollte man sich darüber im Klaren sein, welche Einengung das bedeutet. Für mich gibt es aber noch ein weiteres Problem mit Haustieren, was mich belastet. Es ist das Leiden und Sterben meiner Tiere. Wer zu seinem Haustier eine innige Beziehung hat, wird das nachempfinden können.

Meine letzte Katze musste ich vor einigen Tagen einschläfern lassen. Es tröstet mich, dass sie nach ihrem Aufenthalt im Tierheim, bei uns 17 Jahre ein liebevolles Katzenleben führen konnte. Allerdings mit einigen Einschränkungen. Vor vier Jahren wurde sie zuckerkrank. Seit dem musste sie täglich zwei Insulinspritzen ertragen, dazu noch die häufigen Messungen der Zuckerwerte. Die Einstiche der Insulinspritze wird sie kaum bemerkt haben, dem gegenüber waren die Blutentnahmen an den empfindlichen Ohren aber schon eine Quälerei.

An das spezielle Diätfutter hatte sie sich schnell gewöhnt, aber weitere Medikamente zur Unterstützung der Nieren wurden rigoros abgelehnt. Zumindest für die nächste Zeit, werden wir auf weitere Haustiere verzichten.

Seit etwa 10 Jahren wohnen wir in Woltersdorf und das ist ein richtiges Dorf mit allen Vor- und Nachteilen. Noch überwiegen die Vorteile, wir haben viel Raum innen und außen und leben praktisch im Grünen. Aber in diesem Dorf gibt es weder Geschäfte noch sonstige Einrichtungen. Der vorhandene Bahnanschluss wurde inzwischen eingestellt. Für den kleinsten Einkauf ist das Auto erforderlich und das könnte später ein Problem werden.

Das Gartengelände ist reichlich groß, richtig ideal für einen Hobbygärtner. Aber ich mag keine Gartenarbeit, bis auf das Rasenmähen und einigen Hilfsleistungen überlasse ich die „Gartenfreuden" meiner Frau, der es manchmal zu viel wird. Natürlich mag ich zwar den Blick „ins Grüne", aber es sollte das gepflegte Grün des Nachbarn sein. Und genau dieses Grün kann ich von meinem Schreibtisch aus genießen. Unmittelbar hinter meinen Fenstern beginnt ein sorgsam gepflegter Dorfpark mit vielen stattlichen Bäumen.

Bei so viel Platz wollte ich meine Tierliebe ausweiten. Zu unserer Katze passte kein Hund, so versuchte ich es mit Hühnern. Eine eingezäunte Wiese war vorhanden und eine Gartenhütte konnte ich als Hühnerstall nutzen. Mit den acht neuen Hühnern wurde das für mich ein eindrucksvolles Erlebnis. Wir hatten täglich frische Eier, die auch besonders gut schmeckten.

Die regelmäßige Versorgung und die Reinigung des Stalls war für mich keine Last, ich war gern mit den Hühnern zusammen. Bei schönem Wetter saß ich oft mit einigen Salatblättern zwischen den Hühnern und wurde von ihnen stürmisch bedrängt. Sie kämpften um einen Platz auf meinem Schoß und meinen Schultern, oder sogar auf meinem Kopf.

Diese Zutraulichkeit ging dann leider verloren, als ein Hahn dazukam. Für den Hahn waren es jetzt seine Hühner, die er zu beschützen hatte, auch gegen mich. Vorausgegangen waren zwei Überfälle eines Hühnerhabichts. Ein Huhn hatte er auseinander genommen und ein zweites sehr stark verletzt. Wie gehofft, waren die Hühner jetzt besser geschützt. Wenn Gefahr drohte, gab der Hahn bestimmte Laute von sich, worauf alle Hühner in den Stall flüchteten.

Mit Traumeel und intensiver Fürsorge wurde das verletzte Huhn wieder ganz gesund, auch die gerupften Federn wuchsen vollständig nach. Trotz täglicher Säuberung und Desinfizierung des Stalles, wurden zwei Hühner von Milben befallen. Sie bekamen schwarze, klumpige Füße und konnten kaum noch laufen. Erfreulicherweise heilte das nach etwa zehn Tagen wieder aus, nachdem ich die Füße täglich mit Melkfett eingekremt hatte.

Nach gut drei glücklichen Jahren begann dann leider die Zeit des Absterbens. In Abständen von etwa einem Monat musste ich dann ein Huhn nach dem andern begraben. Besonders bedrückend waren für mich die Tage davor. Es begann immer damit, dass das betroffene Huhn sich absonderte, nichts mehr fraß und sich verkroch. Dann war es so geschwächt, dass ich es in den Stall tragen musste. Und dieser Zustand dauerte meist noch zwei bis drei Tage. Jeder Bauer hätte hier sicherlich anders gehandelt, aber für mich blieb nur übrig, auf das Ende zu warten.

Der Versuch eigene Hühner zu züchten, missglückte leider. Wir konnten uns zwar an zwei geschlüpfte Küken erfreuen, aber aus denen wuchsen zwei Hähnchen heran, die wir dann bald verschenken mussten. Bei drei Hähnen wären zwei zu viel gewesen. Interessanterweise blieb uns die Henne mit dem Mutterglück am längsten erhalten. Obwohl sie genau so alt wie die verstorbenen Hühnern war, zeigte sie keine Altersschwäche und legte sogar weiterhin Eier, wenn auch in größeren Abständen.

Der Hahn und die alte Henne waren nun übrig geblieben und die schienen miteinander glücklich zu sein. Aber ich machte mir Sorgen, was ich mit dem Hahn machen sollte, wenn auch die letzte Henne nicht mehr da ist. Diese Sorge nahm mir dann der Fuchs ab. Eines Morgens fand ich den Hahn mit abgebissenem Kopf und die Henne war verschwunden, wahrscheinlich vom Fuchs verschleppt. Aus den überall verstreuten Federn war zu schließen, dass der Hahn seine Henne bis zuletzt verteidigt hat. Ungewollt habe ich zu dieser Lösung beigetragen. Im Hühnerstall nisteten Schwalben und für die hatte ich die Stalltür nachts offen gelassen.

Nachdem ich von allen Haustieren „befreit" war, kam nach der ersten Trauer tatsächlich ein Gefühl der Freiheit in mir auf. Ein Urlaub war jetzt wieder möglich und mein Tag ist frei von zwangsläufigen Versorgungspflichten. Aber auch ein anderes Gefühl macht sich bemerkbar: Mir fehlt etwas, ich vermisse die Tiere.

Zur Gartenarbeit möchte ich noch etwas ergänzen. Wie gesagt bin ich kein Gartenfreund, zur Gesunderhaltung reichen mir meine Bewegungsübungen. Jetzt gab es aber ein Problem, was meine Aktivität draußen erforderte. Zur Wohnanlage gehört auch ein circa 1.000 qm großes Wiesenstück, bestückt mit Bäumen und Sträucher. Diese Fläche gehört nicht zu unserer Wohnung und wurde über Jahre gepflegt von einem Gärtner.

Durch besondere Umstände wurde vor einem Jahr der Gärtner eingespart, mit der Folge, dass jetzt die gesamte Fläche „überwucherte", mit Brennnesseln und fast meterhohem Gras. Obwohl dadurch die ganze Wohnanlage „verschandelt" wurde, bestand keine Hoffnung auf eine Veränderung. So entschloss ich mich zur Selbsthilfe und arbeitete über drei Wochen das Gelände ab.

Und das war wirklich harte Arbeit, mit einem Rasenmäher war da wenig zu machen, es ging nur über Handarbeit. Da ich körperliche Arbeit nicht mehr gewohnt war, fiel mir das im Anfang schon schwer, ich fühlte mich abends danach regelrecht „kaputt". Aber nach ein paar Tagen trat etwas ein, womit ich nicht gerechnet hatte: Ich hatte plötzlich Freude an dieser Arbeit. Und nicht nur das, ich fühlte mich einfach glücklicher.

Es war so ähnlich, wie ich es früher aus meinem Leistungssport kannte, trotz Erschöpfung entstand dieses Glücksgefühl. Ich hatte nicht damit gerechnet, mit 83 Jahren den Körper noch soweit herausfordern zu können, um Glück zu empfinden.

Aber auch noch andere Fragen stellte ich mir: Verzichten wir auf einen Teil unseres Glücks, wenn wir nicht mehr körperlich arbeiten? Waren die frühen Menschen, die notwendigerweise hart arbeiten mussten um zu überleben, etwa glücklicher, als wir es heute sind? Beschränkt sich die Gebrauchsanweisung für unseren

143

Körper nicht nur auf eine ausreichende Bewegung, sondern umfasst sie auch eine entsprechende Anspannung?

Ich möchte mit meinen Fragen nicht unseren Fortschritt infrage stellen, nicht unser Bemühen, schwere Arbeiten durch Maschinen und Geräte zu ersetzen. Mir geht es allein um das Phänomen, dass durch harte Arbeit Glückshormone freigesetzt werden können. Körperliche Arbeit wird heute als notwendiges Übel angesehen, vielleicht noch als sinnvolle Beschäftigung.

Sicherlich kann man an der heutigen Arbeitswelt so nichts mehr ändern. Aber dennoch halte ich diesen Zusammenhang für beachtenswert. Wir alle streben nach Glück. Dabei wissen wir, dass wir willentlich keinen Einfluss auf unser Glück haben. Mit der richtigen Lebenseinstellung können wir es nur vorbereiten.

Wie viel an Glück wir erleben, hängt weniger davon ab was wir besitzen oder erreichen, sondern viel mehr von unseren eigenen Maßstäben, mit denen wir unser Erleben bewerten und empfinden. Jedoch wie wir bewerten und erst recht, wie wir empfinden, können wir auch nicht so einfach programmieren.

Glück zu empfinden ist daher eher ein Geschenk, das uns zufällt. So gesehen, hat der Zusammenhang von Erschöpfung und Glück doch einen sehr hohen Stellenwert. Wir sind dadurch in der einzigartigen Lage, dieses Geschenk nur durch unser Tun, einfach zu erarbeiten.

Partnerschaft

Gemeinsam alt werden und dabei glücklich sein, ist sehr wohl möglich, aber nicht selbstverständlich. Sehr häufig steht uns unser Verständnis von „Liebe" im Weg. In der Partnerschaft hat Liebe eine vielfältige Bedeutung. Sie reicht von Zuneigung über Dauer und Treue bis hin zum Besitzanspruch. Hier wird der Begriff Liebe sehr strapaziert und häufig missbraucht.

Wenn Sie sagen, dass Sie Ihren Partner lieben, mag das gefühlsmäßig stimmen, aber in Wirklichkeit machen Sie Ihre Liebe von Bedingungen abhängig. Sie werden ihn lieben, solange er Ihnen gehört und solange er Ihre sexuellen oder andere Wünsche erfüllt. Und wenn diese Bedingungen nicht mehr erfüllt werden, mögen Sie ihn nicht mehr und werden ihn vielleicht sogar hassen.

Diese Problematik gilt für die meisten Partnerschaften. Häufig sind es nur kleine Dinge, die unsere Erwartungshaltung verletzen und zu Streit und zum Auseinanderleben führen. Die beste Voraussetzung für ein glückliches Zusammenleben wäre die bedingungslose Liebe. Aber selbst in höherem Alter, wenn die Wünsche weniger werden, fällt uns eine solche Liebe noch sehr schwer.

Unsere Vorstellung, oder besser unser Wunschtraum von der „ewigen" Liebe in einer Partnerschaft ist eine Illusion. Bevor es zum Streit kommt, wer wen noch liebt, ist es besser, nach dem Abklingen der „Verliebtheit" das Wort Liebe nicht mehr zu benutzen. Anstelle von Liebe, sollten innere Verbundenheit und gegenseitige Achtung bewusst und vorrangig das Zusammenleben bestimmen.

In dieser Verbundenheit sind auch die Wünsche und Bedürfnisse des Partners zu beachten. Gerade im sexuellen Bereich kommt es häufiger zu unterschiedlichen Bedürfnissen der Partner. Aus traditioneller Scheu will man darüber nicht reden, reagiert aber überempfindlich, wenn der Andere auf Andeutungen nicht eingeht. Durch eine offen geführte Abklärung der gemeinsamen Möglichkeiten, könnten viele Zerwürfnisse und auch Trennungen vermieden werden.

Ebenso schwierig scheint es zu sein, über die Sauberkeit und Hygiene des Partners zu reden. Ein britisches Meinungsforschungsinstitut fand heraus, dass unter 30 Attributen, mangelnde Sauberkeit der mit Abstand häufigste Trennungsgrund ist. Anders ausgedrückt heißt dass, die Partner können sich nicht mehr „riechen".

Das kann gerade im höheren Alter zum Problem werden. Nicht jeder Körpergeruch hat etwas mit Sauberkeit zu tun. Es können auch Beschwerden sein, die eine abstoßende Körper Ausdunstung verursachen, zum Beispiel bei einer Überfunktion der Schilddrüse oder bei einer Leberbelastung. Und diese Ausdunstung kann auch von der Kleidung übernommen werden.

Da der Betroffene diesen Geruch selbst nicht mehr wahrnimmt, ist es so wichtig, dass darüber ernsthaft miteinander gesprochen wird. Das erste, was dagegen unternommen werden kann, ist tägliches Duschen und tägliches Wechseln der hautnahen Unterbekleidung.

Noch ein paar Tipps für den Alltag:

Teilen Sie neue Erlebnisse miteinander. Unternehmen Sie häufig etwas, was ist zweitrangig, vielleicht ein Konzertbesuch, ein kleines Essen außerhalb, oder auch nur einen Stadtbummel.

Wenn Sie streiten, tun Sie das auf gesunde Weise. Nicht: „Du hast mal wieder das oder jenes vergessen". Vermeiden Sie Vorwürfe mit „Du", sagen Sie was Sie fühlen und was Sie sich wünschen.

Sprechen Sie miteinander. Nicht nur über allgemeine Tagesthemen. Fragen Sie Ihren Partner, was ihn im Moment beschäftigt und was ihm gerade wichtig ist.

Lachen Sie gemeinsam. Schauen Sie sich einen lustigen Film an. Lachen ist nicht nur gesund, gemeinsames Lachen macht glücklich und vertraut.

Sexualität:

Die allgemeine Einstellung zur Sexualität hat sich zwar in den letzten Jahren wesentlich verändert, aber Sex ist weiterhin ein Tabu-Thema, über das man möglichst nicht spricht. Leider auch nicht in der intimen Partnerschaft, obwohl vor allem im Alter da einiges zu besprechen wäre.

Da ist zunächst die Diskriminierung der Sexualität im Alter. Ausgetrocknete, so genannte Weisheitslehrer finden Sex im Alter hässlich. Andere empfehlen, mit zunehmendem Alter die Sexualenergie zu „sublimieren", das heißt, den Sex zu vergeistigen und auf die Ausführung zu verzichten. Solche Ansichten sind nicht nur unsinnig, sie gefährden sogar die psychische und körperliche Gesundheit.

Der natürliche Sexualtrieb hört nicht mit der Menopause oder mit der Pensionierung auf, die Sexualität hat im Alter die gleiche Berechtigung, wie in jüngeren Jahren. Meinungsumfragen kann man nur bedingt Glauben schenken, häufig bestimmt schon die Art der Frage das Ergebnis. Trotzdem halte ich die folgenden Veröffentlichungen für interessant:

Zur Verwunderung der Enkel, sollen über 60 Jährige häufiger Sex miteinander haben, als unter 25 Jährigen, was sicherlich mit der Angst vor einer Schwangerschaft zu tun hat. 60 % der über 75 Jährigen halten danach weiterhin den Sex für sehr wichtig. Wobei der Wunsch nach körperlicher Nähe, für wichtiger gehalten wird, als sexuelle Spitzenleistungen. Es scheint so, dass die unnatürlichen Schamgrenzen der verklemmten 50er Jahre allmählich überwunden werden

Auch wenn der Sexualtrieb weitgehend vom Alter unabhängig ist, so können fehlende, körperliche Voraussetzungen ein früheres Ende bedeuten. Und diese Voraussetzungen sind heute bei vielen älteren Frauen nicht mehr vorhanden.

In meinem Bekanntenkreis ist fast jede ältere Frau, in irgendeiner Form am Unterleib operiert worden. Sehr häufig wurde der Eierstock, ganz oder teilweise entfernt. Einige benötigten Ersatzhormone, um psychische Störungen aus zu gleichen.

Auch ohne Eierstock ist der weibliche Körper in der Lage, für die nächsten Jahre den Sexualtrieb zu erhalten, wenn auch in etwas abgeschwächter Form. Dies erreicht er durch die Produktion von vergleichbaren Ersatzhormonen in anderen Organen. Dazu erklärte mir ein erfahrener Gynäkologe einschränkend, dass diese biologische Besonderheit nur solange funktioniert, wie die Frau es auch will und ihren Körper dazu auf fordert.

Das könnte erklären, warum vielen operierten Frauen irgendwann der Sexualtrieb verloren geht und sie sich ihrem Partner „verweigern". Und jetzt ist das Verständnis des Partners gefordert. Er wird das zunächst nicht begreifen können, hält das für eine Lieblosigkeit und fühlt sich zurück gestoßen. Ohne ein klares Gespräch, kommt hier die Partnerschaft in große Gefahr.

Aber auch wenn geklärt ist, dass die Frau keinerlei Lust für Sex mehr hat, bleibt meist noch die Erwartung des Mannes. dass sie aus „Liebe" für ihn noch etwas tut. Das funktioniert aber nicht. Ohne eigenen Sexualtrieb geht nicht nur die Lust, sondern auch das Verständnis für Sex verloren. Die sexuellen Wünsche des Partners können sogar als abstoßend empfunden werden. Der Mann muss dann allein mit seinem Sexualtrieb zu Recht komme.

Natürlich entsteht auch umgekehrt das Problem. Auch beim Mann kann aus verschiedenen Ursachen der Sexualtrieb verloren gehen. Viel häufiger sind hier jedoch die normalen, altersbedingten Erektionsstörungen, die Schwierigkeiten bereiten. Solange aber beide Partner noch ihren Sexualtrieb spüren, gibt es für dieses Problem ausreichend befriedigende Lösungen. Es sei denn, der Mann ist so naiv, dass er in der Erektionsstörung einen Verlust seiner Männlichkeit sieht und sich zurückzieht, um sich nicht zu blamieren.

Ein anderes häufige Problem ist beim Mann die Prostata. Sie ist sehr sensibel und kann sich schon in jüngeren Jahren bei nervlicher Belastung durch Schmerzen bemerkbar machen. Im Alter neigt sie zur Vergrößerung und damit zur Behinderung des Harnlassens.

In kritischen Fällen bleibt nur noch die Operation. Obwohl das nicht ganz stimmt. In vielen Fällen könnte durch eine Behandlung mit der Neuraltherapie eine Operation vermieden werden. Den Heilpraktikern ist das untersagt und Ärzte finden Sie dafür nur in wenigen Spezialkliniken.

Kann man Prostata Probleme vorbeugen? Entsprechende Forschungsberichte sind mir nicht bekannt, aber es scheint möglich, dass ein Zusammenhang mit dem Sexualverhalten besteht. Zumindest kenne ich in meinem Umfeld einige Prostata Patienten, die aus verschiedenen Gründen ihren Sexualtrieb unterdrückt hatten.

Ganz so unbekannt kann dieser Zusammenhang auch nicht sein. Ich erinnere mich an die Mahnung eines älteren Arztes vor vielen Jahren. Während einer Familienfeier standen wir nebeneinander zum Wasserlassen und ich hatte Probleme dabei. Worauf mein Nachbar sorgenvoll meinte: „Junge, Junge hast Du jetzt schon Probleme mit Deiner Prostata. Sieh zu, dass Du Deine Prostata immer ausreichend beschäftigst und vor allem, höre niemals damit auf". Ich bin Ihm heute noch dankbar für diesen Rat.

Kapitel VI – Krankheiten

Krankheiten

Weder die Schulmedizin noch die Naturheilkunde können Krankheiten heilen. Heilen kann sich unser Körper nur selbst, wir können unserem Körper nur dabei helfen. Das klingt so selbstverständlich, wird aber bei vielen Behandlungsmethoden leider missachtet. Das liegt im Wesentlichen daran, dass wir die eigentliche Erkrankung nicht direkt erkennen können und aus den vorhandenen Symptomen die Krankheit einschätzen, beziehungsweise „diagnostizieren" müssen.

Und das ist eines der größten Probleme in der Medizin. Im Grunde gibt es keine Krankheit, nur den kranken Menschen. Kranksein bedeutet, dass irgendwo in dem komplexen Lebenssystem etwas gestört ist. Was wir üblicherweise als Krankheit bezeichnen sind nur die Reaktionen unseres Körpers, bei seinen Versuchen diese Störung zu beseitigen oder auszugleichen. Daraus die eigentliche Ursache zu erkennen, erfordert große Erfahrung, Einfühlungsvermögen und Geduld.

Aber wird heute auch so behandelt, sicherlich nicht. Behandelt wird ausschließlich nach den erkennbaren Symptomen, für weitere Überlegungen reicht allein die Zeit für eine Behandlung nicht aus. Der wissenschaftliche Fortschritt in der Medizin besteht darin, dass man den Symptomen bestimmte Krankheiten zugeordnet und für diese Krankheitsbilder wirksame Medikamente und Verfahren entwickelt und auch festgelegt hat.

Das macht die Behandlung jetzt wesentlich einfacher und bietet auch eine gewisse Sicherheit. Die Zuordnung der Symptome und die Auswahl der Medikamente übernimmt der Computer, sogar eine digitale Behandlung ist im Gespräch.

Aber diese Behandlung nach Katalog ist unmenschlich. Der Mensch ist kein Fliessbandprodukt, sondern ein Individuum. Was bei Vielen richtig und hilfreich ist, kann nicht auf Jeden übertragen werden. Und auch die Medizinforschung hat Ihre Grenzen. Bei vielen wichtigen Symptomen sind die Ursachen bei weitem noch nicht geklärt.

Zum Beispiel ist eines der wichtigsten Symptome der zu hohe Blutdruck. Über seine Ursachen ist bis heute nur wenig bekannt. Einige Formen können zwar verschiedenen Störungen zu geordnet werden, wie zum Beispiel den Ablagerungen in den Blutgefäßen, aber in den überwiegenden Fällen gibt es dafür keine Erklärung. Medizinisch heißt er dann: „Idiopathischer Bluthochdruck", primär entstanden, was aber nur bedeutet, das die Ursache unbekannt ist.

Ob nun die Ursache bekannt ist oder nicht, nach den Regeln der Medizin muss hoher Blutdruck abgesenkt werden, mögliche Ursachen bleiben unbeachtet. Aber hoher Blutdruck ist keine Krankheit, er ist eine Maßname des Körpers, um die ausreichende Versorgung sicher zustellen, bedingt durch eine Störung im Körpersystem. Aber das scheint niemanden zu interessieren- Hier wird ein Symptom als Krankheit behandelt.

Bei aller Kritik muss man aber eingestehen, dass wir hier in Deutschland weltweit eines der besten Gesundheitssysteme haben. Aber die derzeitige Entwicklung ist eher negativ zu beurteilen. Als medizinische Alternative scheint die Naturheilkunde immer mehr an Bedeutung zu gewinnen. Aber wie bereits gesagt, heilen kann sie auch nicht und behandelt werden hier ebenfalls vorwiegend die Symptome. Allerdings mit dem großen Unterschied, dass die Symptome nicht mit chemischen Mitteln „bekämpft" werden.

Im Vordergrund steht hier schon der kranke Mensch, der unterstützt werden muss und keinesfalls geschädigt werden darf. Die Anwendung von verschreibungspflichtigen Medikamenten ist ohnehin nicht zugelassen und ebenso dürfen keine schweren oder ansteckenden Erkrankungen behandelt werden.

Da die Krankenkassen nur in Ausnahmefällen eine naturheilkundliche Behandlung bezahlt, kommt man erst zum Heilpraktiker, wenn die Medizin nicht mehr hilft. Dem entsprechend sind es dann überwiegend Patienten mit chronischem Leiden. Es ist dann zwar immer noch nicht zu spät für eine Verbesserung, aber eine fortgeschrittene Schädigung kann auch die Naturheilkunde nicht mehr rückgängig machen.

Das ist sehr schade, die Erhaltung der Gesundheit sollte wertvoller sein als die Kostenerstattung der Krankenkasse. Die häufigsten Erkrankungen und Beschwerden lassen sich mit einfachen und unschädlichen Mitteln wirksam behandeln, wenn sie rechtzeitig zur Anwendung kommen.

Im Gegensatz zur Schulmedizin werden in der Naturheilkunde keine Krankheiten bekämpft und Symptome beseitigt. Alle Mittel und Maßnahmen haben das eine Ziel, den Körper bei seinem Heilungsbemühen zu unterstützen. Dafür reicht eine einmalige Behandlung meist nicht aus, in manchen Fällen ist eine kontinuierliche Wiederholung erforderlich über einen längeren Zeitraum. Kosten- und zeitbedingt geht das nur unter Mithilfe des Patienten.

Die Naturheilkunde bietet auch die Möglichkeit einer Selbstbehandlung. Was mich daran stört, ist die massive Werbung. In den Medien wird uns ständig suggeriert, was uns fehlt und was wir unbedingt einnehmen müssen, wenn wir gesund bleiben wollen. Leider gilt das auch für die Propagierung von immer neuen „Heilverfahren", gekoppelt an lukrative Seminare oder teuren Geräten.

Eine wirkungsvolle Selbstbehandlung besteht in der Ausführung der oben beschriebenen Übungen. Für die richtige Anwendung von homöopathischen Mitteln benötigen Sie einen Fachkundigen. Sie können damit zwar keinen Schaden anrichten, aber die Wirksamkeit ist von der richtigen Auswahl und Dosierung abhängig. Und das ist selbst für den Fachkundigen nicht ganz einfach.

Um im Alter noch fit und frisch zu bleiben ist eine richtige Lebenseinstellung mit ausreichender Bewegung und Atmung die wichtigste Voraussetzung. Aber eine Garantie, von Erkrankungen verschont zu bleiben, ist das leider nicht.

Nachdem ich über viele Jahre absolut beschwerdefrei war, bekam ich vor einiger Zeit doch einige Probleme mit meiner Gesundheit. Ich musste unerwartet feststellen, dass ich von Diabetes II betroffen war, auch mein Blutdruck war nicht zufrieden stellend und mein Stuhlgang hatte sich ebenfalls verändert. Als Heilpraktiker versuchte ich den Zustand mit Mitteln aus der Naturheilkunde zu verbessern, aber ohne Erfolg. Mehr zufällig stieß ich dann auf Empfehlungen für den Chaga-Heilpilz.

Mit Heilpilzen hatte ich mich bis dahin noch befasst und war sehr skeptisch. Die Wirksamkeit des Chaga-Pilzes hat mich dann aber sehr überrascht. Ich konnte bald bemerken, dass sich etwas veränderte. Wenige Wochen weiter, waren meine Zuckerwerte wieder im normalen Bereich, meine Blutdruckwerte gingen zurück auf Idealwerte und auch meine Darmbeschwerden waren beseitigt. Besonders beeindruckt hat mich die Wirkung auf meine Diabetes II, die ja bis heute für unheilbar gehalten wird.

Obwohl sich meine Erfahrungen nur auf meine eigene, wirksame Behandlung beschränken, bin ich überzeugt, dass der Chaga-Pilz auch bei vielen anderen Altersbeschwerden eine unschätzbare Hilfe sein kann. Seine genaue Wirkungsweise ist noch wenig erforscht. Es scheint aber so, dass er tatsächlich altersbedingte Ablagerungen, Belastungen und Störungen beseitigen kann und das ohne schädliche Nebenwirkungen.

Daher möchte ich auch die Selbstbehandlung mit dem Chaga-Pilz empfehlen. Und das nicht nur bei Beschwerden, auch das allgemeine Befinden lässt sich damit verbessern. Sie können den Chaga-Pilz sogar parallel zu anderen Behandlungen nutzen. Allerdings müssen Sie dann darauf achten, dass die Dosierung der

Medikamente den Verbesserungen durch den Chaga-Pilz angepasst werden müssen, zum Beispiel bei Insulin und Blutdruckmit-
teln.

Meine positiven Erfahrungen mit dem Chaga-Pilz haben mich
veranlasst, in dieser zweiten Buchauflage für häufige Altersbeschwerden die Möglichkeiten für eine Selbstbehandlung zu be-
schreiben. Dabei handelt es sich ausschließlich um Anwendungen,
die mir persönlich geholfen haben. Wie ich bereits mehrfach betont habe, möchte ich aber mit meinen Ratschlägen keinesfalls die
Notwendigkeit einer ärztlichen Behandlung in Frage stellen.

Rückenbeschwerden

Fast jeder Erwachsene leidet unter Rückenschmerzen und nicht nur im Alter. Unter den verschiedenen Ursachen war es früher vorwiegend die körperliche Überlastung, die unseren Rücken überforderte. Heute ist es eher die fehlende Belastung, die uns leiden lässt. Schwere Arbeiten übernehmen Maschinen und fast jede Arbeit wird im Sitzen ausgeführt.

Als heutige „Sitzgesellschaft" schaden wir unseren Rücken durch fehlende Bewegung und vor allem durch die starre Dauerhaltung beim Sitzen. Die Rücken- und Lendenmuskeln erlahmen und schrumpfen allmählich und reagieren empfindlich, wenn sie bei einer größeren Belastung mal gefordert werden.

Die Ursachen der Rückenbeschwerden entwickeln sich über eine längere Zeit. Dabei verändert sich die Muskelstruktur und als Folge davon auch das Knochen- und Wirbelgerüst. Und das macht eine wirksame Behandlung so schwierig. Dagegen ist noch kein Kraut gewachsen.

Die unzählig angepriesenen Salben, Tabletten und sonstige Mittel mögen zwar die Schmerzen lindern, bleiben aber für die Ursachen wirkungslos. Ähnliches gilt auch für die anspruchsvolleren Behandlungen wie Chiropraktik, Osteopathie oder Dorn-Therapie. Hier werden zwar eingetretene Gelenk- und Wirbelverschiebungen wieder rückgängig gemacht, aber die Ursachen dafür bleiben bestehen. Entsprechend hält der Erfolg häufig nicht lange an. Die klinische Medizin beschränkt sich bei Rückenbeschweren auf Operation und Schmerzmittel, was aber nur in Notfällen sinnvoll ist.

Was können Sie selbst bei Rückenbeschwerden tun? Das sind im Wesentlichen gezielte Bewegungsübungen, zur Wiederbelebung und Stärkung ihrer Muskeln. Damit können Sie aber erst beginnen, wenn ihre akuten Schmerzen abgeklungen sind.

Ratschläge:

Bei akuten Schmerzen ist zunächst Ruhe wichtig, das heißt, nicht massieren und vor allem keine „Gegenbewegungen" versuchen. Ob Ihnen eine Wärmflasche gut tut, müssen Sie versuchen, Wärme kann auch Schmerzen verstärken. Wenn Sie über Schmerzsalben verfügen, sollten Sie diese nutzen. Besser wäre ein Muskelöl, wie zum Beispiel das Dolo-cyl-öl von Pharma Liebermann.

Mit dem nächsten Schritt sollten die Verkrampfungen und Verspannungen im Rücken gelöst werden. Dafür wäre am wirkungsvollsten eine Breuß-Massage, die Sie allerdings nicht selbst ausführen können. Die meisten Heilpraktiker sind heute mit der Breuß-Massage vertraut, vielleicht gibt es den auch in Ihrer Nähe. Diese sanfte Massage sollte mehrere Male wiederholt werden, am besten im Abstand von zwei bis drei Tagen. Ersatzweise könnten Sie sich selbst ähnlich behandeln, Sie erreichen aber nur den unteren Teil Ihres Rückens.

Mit der Breuß-Massage wird folgendes erreicht: Das reichlich aufgetragene Muskelöl wird über eine längere Zeit sanft in den Rücken einmassiert, vorwiegend links und rechts der Dornfortsätze mit den Fingerkuppen. Die Massage erfolgt mit leichtem Druck und immer in Richtung Gesäß. Dadurch werden die Wirbelkörper etwas gelockert und die Bandscheiben können sich wieder auffüllen. Dabei sorgt das einmassierte Öl für den notwendigen Flüssigkeitsdruck im Bandscheibenbereich.

Nach der etwa 20 Minuten dauernden Behandlung ist die Auflockerung der Wirbelsäule deutlich zu spüren, man fühlt sich wohltuend lockerer und leichter. Wichtig ist allerdings, dass zumindest bei der ersten Behandlung nicht zu fest massiert wird, vorsichtshalber sollten Sie Ihren Behandler ausdrücklich darauf hinweisen.

Mit einer Selbstmassage können Sie so etwas nicht erreichen. Bei der Breuß-Massage liegen Sie entspannt auf dem Bauch und die Wirbelsäule ist unbelastet. Für den unteren Rücken, für den Kreuzbereich können Sie aber trotzdem folgendes versuchen:

Sie sitzen oder stehen und tragen auf Ihren unteren Rücken reichlich Muskelöl auf. Es kann auch Oliven- oder Argan-Öl sein. Das Öl massieren Sie mit den Handflächen beider Hände gründlich ein, ohne Druck. Als nächstes massieren Sie mit den Fingerkuppen und leichtem Druck mehrmals die Rückenbereiche links und rechts dicht neben der Wirbelsäule. Greifen Sie dabei so hoch wie Sie können und massieren nach unten bis in die oberen Ansätze der Pobacken.

Danach massieren Sie abschnittsweise „quer". Dazu legen Sie die Fingerspitzen beider Hände gegeneinander auf die Wirbelsäule und massieren mit leichtem Druck die tastbaren Muskelstränge nach außen. Abschließend machen Sie noch einmal eine leichte Streichmassage über den ganzen Bereich. Lassen Sie dann Ihre Hände für etwa eine Minute darauf liegen und konzentrieren sich auf die Wärme Ihrer Hände.

Nach dieser Massage sollten Sie im Kreuzbereich eine wohltuende Entspannung und Wärme fühlen. Bei auftretenden Schmerzen müssen Sie leider auf diese Möglichkeit verzichten. Wenn es für Sie angenehm verläuft, können Sie es täglich wiederholen. Alternativ können Sie die Massage auch „trocken" ausführen, das heißt ohne Öl und über die Kleidung. Sie ist dann nicht ganz so wirksam, aber ohne Aufwand und jeder Zeit durchführbar.

Bei allen Gelenk- und Wirbelsäulenbeschwerden spielt die Muskelfunktion die entscheidende Rolle. Nicht die Bandscheiben und nicht die Gelenkknorpel werden belastet und sie wirken auch nicht als „Puffer" für Belastungen. Es sind allein unsere Muskeln, die in einer unglaublich komplexen Feinabstimmung im Zusammenhang mit den Sehnen alle Belastungen übernehmen, die Gelenke schützen und unsere Beweglichkeit erst ermöglichen. Diese Muskelfunktion kann durch eine Überbelastung geschädigt werden, aber ebenso auch durch die Unterbelastung bei chronischem Bewegungsmangel.

Für die Stabilität unseres Rückens sind viele Muskelbereiche zuständig. Bei Rückenbeschwerden sind es vor allem die vielen kleinen Muskeln der Zwischenwirbel-Gelenke und die Lendenmuskeln, die in ihrer Funktion beeinträchtigt sind. Durch ein gezieltes Training dieser Muskelbereiche können die meisten Rückenbeschwerden vermieden werden und auch beseitigt werden, wenn die Schädigung noch nicht zu weit fortgeschritten ist.

Aber ein Lumbago (Hexenschuss) ist noch kein Bandscheibenvorfall und nicht jeder Bandscheibenvorfall muss operiert werden. Nur allein aus dem Röntgenbild kann die Notwendigkeit dafür nicht hergeleitet werden, was aber üblicherweise geschieht. Es wird offensichtlich zu häufig und auch vergeblich operiert. Mir sind viele Fälle bekannt, wo es nach der Operation keinerlei Besserung gab. Obwohl es in der wissenschaftlichen Medizin sehr wohl die Abgrenzungen bekannt sind, die eine Operation notwendig machen oder nicht, scheint das heute keine Rolle mehr zu spielen. Für solch eine Entscheidung bleibt Ihnen nur das Vertrauen in Ihren Arzt.

Zum Wiederaufbau der kleinen Muskeln Ihrer Wirbelsäule gibt es nichts Besseres als die tägliche Rückenrolle. Die muss allerdings wirklich täglich ausgeführt werden, da die kleinen Muskeln nicht auf Vorrat trainiert werden können. Ich mache diese einfache Übung seit 50 Jahren täglich. Dadurch bin ich absolut beschwerdefrei geblieben, obwohl mir mein Arzt dringend eine Operation empfohlen hatte.

Der kräftigste Lendenmuskel ist der Iliopsoas. Dem verdanken wir, dass wir aufrecht gehen und stehen können, aber er kann uns auch große Probleme bereiten. Wie auch alle anderen Muskeln schrumpft er allmählich zusammen, wenn er nicht gefordert wird. Wegen seiner Länge und seiner Stärke hat das bei ihm besonders schwerwiegende Folgen. Er verdreht dabei unser Becken, wir werden gebeugt und auch unsere Hüftgelenke werden gefährdet.

Für das Training des Iliopsoas empfehle ich zwei einfache Übungen. Zum einen die Übung im Bett mit anspannen des Körpers und hoch strecken der Hüfte, und zum andern die Liegestützübung am Boden. Diese beiden Übungen und auch die Rückenrolle sind in dem Standard-Bewegungsprogramm ausführlich beschrieben.

Bei Kreuzschmerzen können Ihnen auch „Kinesio-Tapes" helfen. Die Anwendung und weitere Hinweise finden Sie dazu unter „Gelenkbeschwerden".

Sind Ihre Beschwerden mehr rheumatisch bedingt oder durch Entzündungen hervorgerufen, könnte Ihnen der Chaga-Tee helfen. Zur Verbesserung Ihres allgemeinen Wohlbefindens kann er aber immer genutzt werden.

Gelenkbeschwerden

Die häufigsten Beschwerden im Alter sind die Gelenkbeschwerden. Und das ist nicht naturbedingt, das müsste überhaupt nicht so sein. Wenn Sie Ihre Gelenke rechtzeitig und ausreichend bewegen, haben Sie auch mit 100 noch Beschwerde freie Gelenke. Es sei denn, Sie hatten Unfälle oder leiden an Übersäuerung.

Es stimmt einfach nicht, dass es einen altersbedingten Gelenkverschleiß gibt. Dass im Alter gehäuft Beschwerden eintreten, hat verschiedene andere Ursachen. Unter anderem in der Toleranzbreite unseres Körpers, kleinere Schäden über lange Zeit auszugleichen. So hat es zum Beispiel bei mir über 20 Jahre gedauert, bis sich ein Sportunfall am Kreuzgelenk sich im Hüftgelenk bemerkbar machte.

Unsere Gelenke bewegen sich über eine Knorpelschicht, beziehungsweise über die Gelenkschmiere auf den Knorpeln. Und diese Gelenkknorpel regenerieren sich ständig, solange sie über die Gelenkschmiere ausreichend versorgt werden. Diese Versorgung erfolgt einzig und allein durch Gelenkbewegungen. Im Gegensatz zu allen anderen Körperzellen sind sie nicht direkt an unserem Blutkreislauf angeschlossen.

Fehlt die ausreichende Bewegung, kommt es zu einer Alterung und allmählicher Zerstörung der Knorpel. Da hilft weder Glucosamin und Chondroitin noch Hyaloronsäure. Das sind zwar die wichtigsten Nährstoffe der Knorpel, aber ohne Gelenkbewegung erreichen sie nicht ihr Ziel und bleiben wirkungslos. Wird die Hyaloronsäure in das Gelenk injiziert, können die Beschwerden sofort beseitigt sein, leider aber nur für eine bestimmte Zeit. Wenn dann nicht weiter injiziert wird, besteht die Gefahr einer Gelenkversteifung.

Bleiben Sie aber auch skeptisch bei allen anderen Mittelchen, die Ihnen beschwerdefreie Gelenke garantieren sollen. Es gibt weder Medikamente noch so genannte Nahrungsergänzungsmittel, die Ihre Gelenkbeschwerden heilen können. Mit Schmerzmittel können Sie zwar Ihre Beschwerden eindämmen, aber auch nicht beseitigen.

Gehen Sie mit Ihren Beschwerden zu Ihrem Arzt, wird er Sie wahrscheinlich zu einem Orthopäden schicken. Der wird dann bei Ihnen eine Kernspin-Tomographie machen und feststellen, dass bei Ihnen der Gelenkspalt noch kaum feststellbar ist, das heißt, der Gelenkknorpel ist altersbedingt verschließen. Seine Diagnose wird lauten: „Sie haben leider eine Arthrose, in Ihrem Alter ist dies aber nicht außergewöhnlich. Sie können sich damit abfinden und bei Bedarf Schmerzmittel nehmen. Besser wäre es allerdings, wenn Sie sich möglichst bald für eine Gelenkoperation entscheiden".

Diese Darstellung ist zwar jetzt von mir nur angenommen, aber so oder so ähnlich habe ich es immer wieder von meinen Patienten gehört. Bei den Gelenkuntersuchungen und Diagnosen läuft einiges falsch:

Selbst wenn Sie tatsächlich eine Arthrose hätten, gibt es für eine Operation keine Eile, es sei denn, Sie könnten sich vor Schmerzen nicht mehr bewegen.

Wesentlicher ist, dass Sie sehr wahrscheinlich gar keine Arthrose haben. Auch wenn es heute üblich geworden ist, aus der Verkleinerung des Gelenkspaltes kann man nicht eine Arthrose ableiten.

Als Gelenkspalt erscheint die Knorpelschicht, die im Röntgenbild unsichtbar bleibt. Auch eine dünne Knorpelschicht kann ihre Funktion erfüllen, sie kann sich auch noch regenerieren. Selbst wenn überhaupt keine Knorpel mehr vorhanden sind, kann das Gelenk sich noch schmerzfrei bewegen, wenn ausreichend Gelenkschmiere vorhanden ist.

Bei meinem künstlichen Hüftgelenk gibt es keine Knorpel und ich spüre da keinen Unterschied zu dem natürlichen Gelenk. Gelenkknorpel haben auch nicht die proklamierte Stossdämpferfunktion zum Schutz der Gelenke. Das ist ein uraltes Medizinmärchen. Gelenke werden nicht belastet und sie übernehmen auch keine Stöße. Dafür sind allein unsere Muskeln zuständig, in Verbindung mit den Sehnen.

Deshalb halte ich es auch für einen Unsinn, für Gelenkschäden ein Übergewicht verantwortlich zu machen, nach dem Motto: „ Nehmen Sie erst einmal ein paar Kilo ab, dann geht es Ihren Gelenken auch besser".

Wie Sie aus den vorhergehenden Kapiteln entnehmen konnten, empfehle ich für die Selbstbehandlung den Chaga-Heilpilz. Ob er Ihnen bei den Gelenkbeschwerden auch helfen kann, ist allerdings nicht sicher, bisher ist mir darüber noch nichts bekannt. Er kann aber schon Ihr Allgemeinbefinden wesentlich verbessern. Sollten Sie jedoch unter einer rheumatischen Arthritis leiden, dann wäre der Chaga-Tee für Sie ganz wichtig.

Soweit Ihnen das schmerzfrei möglich ist, versuchen Sie mit den Standardübungen die Beweglichkeit Ihrer Gelenke zu verbessern. Für die bessere Durchblutung und Entspannung Ihrer Muskeln ist die Blutwell-Übung gut geeignet.

Gelenkschmerzen sind in erster Linie Muskelschmerzen und schmerzende Muskeln sind immer verspannt. Dabei gibt es verschiedene Formen der Verspannung. Bei kurzfristigen Muskelkrämpfen hilft sofort eine Anspannung der Muskeln. Wenn Sie einen Krampf im Fuß oder in der Wade haben, springen Sie auf und belasten Ihr Bein. Sie lösen also eine Verspannung durch Anspannung.

Das erscheint zunächst unlogisch, entspricht aber dem Prinzip unserer Muskelfunktionen. Der einzelne Muskel kann sich nur anspannen und nicht wieder selbst entspannen. Dazu braucht er seinen „Gegenspieler", der ihn wieder „auseinander" zieht. So funktioniert unser ganzes Muskelsystem. Die dafür erforderliche Feinabstimmung innerhalb des Muskelsystems grenzt schon an ein Wunder.

Komplizierter wird es, wenn der Muskel blockiert ist, sei es durch Über- oder Unterbelastung. Energetisch hat er dann sein „gesundes" Schwingungsmuster auf der Ebene seiner Zellen verloren. Oder vereinfacht gesagt, er verliert seine Reaktionsfähigkeit auf die Impulse im Muskelsystem. Für das Lösen von Blockaden ist eine spezielle Muskelbehandlung erforderlich.

Massagen und Salben helfen da wenig. Sicherlich lassen sich damit die Schmerzen lindern. Aber das hüpfende Frauchen mit dem verärgerten Kater ist zwar niedlich anzusehen, entspricht jedoch nicht der Realität. Blockierte Muskeln müssen „wiederbelebt" werden und dafür reicht die beste Salbe nicht aus.

Erreichen kann man das zum Beispiel durch Vibration der Muskeln. Dazu muss aber die Schwingungsfrequenz mit der Eigenfrequenz der Muskeln übereinstimmen. Und das ist bei den handelsüblichen Vibrationsgeräten leider nicht der Fall, sie können daher eher schädigen als helfen.

Kinesio Tapes: Eine problemlosere Möglichkeit bietet das „Tapen" der Muskeln. Kinesio Tapes sind Klebebänder, die auf Muskeln und Gelenke aufgeklebt werden. Die Tapes sind nichtvergleichbar mit Bandagen. Sie werden nur aufgeklebt und lassen den Muskeln und Gelenken freie Bewegungsmöglichkeit. Die Anwendung ist sehr einfach und die Wirkung hervorragend, auch wenn die Wirkungsweise noch nicht ganz geklärt ist.

In der Sport-Physiotherapie hat das „Tapen" auf breiter Basis Einzug gehalten, sowohl bei der Behandlung von Schäden, als auch zum Vorsorgeschutz von Muskeln und Gelenken. Bei jeder Sportveranstaltung sehen Sie heute einige Sportler mit den roten und blauen Klebebändern.

Seit einiger Zeit verbreitet sich diese Anwendung auch erfolgreich außerhalb des Sportbereiches. Die Klebebänder sind preiswert und können auch ohne fremde Hilfe aufgetragen werden. In Japan, dem Ursprungsland der Kinesio Tapes werden die Klebebänder wie Pflaster eingesetzt.

Bei Gelenk- und Rückenbeschwerden können die Klebebänder eine große Hilfe sein, dabei sind aber einige Einschränkungen zu beachten. Bei Sportunfällen sind die Schäden noch frisch und die betroffenen Muskeln meist nur punktuell geschädigt. Hier erfolgt die Wiederherstellung in sehr kurzer Zeit, häufig in nur wenigen Tagen. Bei Gelenkbeschwerden ist die Schädigung der Muskeln anders. Hier sind immer ganze Muskelgruppen betroffen und Sie können nicht auf einmal alle betroffenen Muskeln abkleben. Daher wäre es besser das „Tapen" einem erfahrenen Therapeuten zu überlassen.

Sie können aber trotzdem eine Selbstbehandlung versuchen, vielleicht mit jemandem, der Ihnen auch die Rückseiten bekleben kann. Schaden können Sie sich nicht. Wenn sich nach dem Aufkleben etwas unangenehm verändern sollte, ziehen Sie die Bänder einfach wieder ab. Zudem gibt es einige Bücher in denen die richtige Handhabung ausführlich erläutert wird, zum Beispiel: „Medi-Taping, schmerzfrei im Handumdrehen" von Dr. med. Dieter Sielmann. Hier werden alle wichtigen Schritte beschrieben und mit Bildern belegt.

Ein detailliertes Selbsthilfeprogramm bei Gelenkbeschwerden habe ich in meinem „Arthrose" Buch beschrieben. Dort sind die Übungsmöglichkeiten entsprechend dem jeweiligen Zustand der Gelenke unterteilt, von einfachen Beschwerden bis zur Arthrose.

Altersdiabetes

Diabetes II, auch Altersdiabetes genannt, ist eine immer häufiger entstehende Erkrankung im Alter. Sie ist im Grunde keine Erkrankung der Bauchspeicheldrüse sondern eine Schwäche der Körperfunktion, das vorhandene Eigeninsulin zu verwerten. Dies wurde bis vor einigen Jahren bei der medizinischen Behandlung missachtet.

Es wurden medizinische Mittel verabreicht, welche die Bauchspeicheldrüse anreizen sollten, mehr Insulin zu produzieren, oder auch Tabletten als Insulinersatz. Mit der Folge, dass sehr bald die Behandlung umgestellt und Insulin gespritzt werden musste. Heute werden verschiedene andere Mittel versucht, das Spritzen von Insulin aufzuschieben. Eine Remission ist damit zwar möglich, aber sehr selten und ein lebenslanges Spritzen von Insulin bleibt vorprogrammiert.

Als wesentliche Ursache gilt die heutige Überernährung. In den Nachkriegsjahren mit vorwiegender Unterernährung, soll es kaum Zuckererkrankungen gegeben haben. Unabhängig von der Ernährung spielt aber auch die Veranlagung eine große Rolle. Wenn bei Ihren Eltern Altersdiabetes festgestellt wurde, könnten Sie gefährdet sein und sollten bei nächster Gelegenheit Ihren Zuckerspiegel überprüfen.

. Ab Zuckerwerte von 140 mg/dl. im Blut gilt das als zuckerkrank. Der Verlauf beginnt zunächst ohne erkennbaren Symptome, im Urin kann man erst Zuckerwerte über 200 mg/dl. feststellen. Zu hohe Blutzuckerwerte schädigen die Nieren und die Leber. Aber ab wann solche Schädigungen einsetzen, ist sicherlich individuell verschieden, und wahrscheinlich nicht schon bei 141 mg/dl.

Damit möchte ich aber nicht die Richtwerte aufweichen, auch leicht erhöhte Werte müssen ernst genommen werden. Mir geht es um das Abwägen der Risiken. Es gibt Aussagen von Medizinforschern, dass eine Insulinbehandlung schädlicher ist als eine Nichtbehandlung bei nur leicht erhöhten Werten.

Und dass eine Insulinbehandlung sogar sehr schädlich sein kann, musste ich bei meiner Mutter und bei meiner Schwester erleben. Nach einigen Jahren Insulinbehandlung wurden meiner Mutter wegen auftretender Nekrose zunächst die Zehen und wenig später das ganze Bein amputiert. Bei meiner Schwester entstand ebenfalls an einem Fuß eine Nekrose, die operativ entfernt werden musste.

Für das Absterben von Gewebe sind sicherlich noch andere Faktoren mitverantwortlich. Aber der Zusammenhang mit der Insulinbehandlung ist für mich offensichtlich. Nun die entscheidende Frage: Gibt es eine Alternative zur Insulinbehandlung? Die Antwort lautet „nein" bei Diabetes I. Hier ist das Insulin lebensrettend und alternativlos. Und eindeutig ein „ja" bei der Altersdiabetes (Diabetes II). .

Für das „ja" steht mein eigenes Beispiel. Zu meiner Überraschung musste ich vor einiger Zeit feststellen, dass ich zu hohe Zuckerwerte hatte. Für die Kontrolle meiner diabetischen Katze hatte ich ein Messgerät gekauft und bei mir ausprobiert. Für eine Diabetes gab es bei mir keinerlei Vorzeichen, ich habe kein Übergewicht und meine Ernährung ist ausgewogen und kaum zuckerfreundlich. Allerdings hätte ich schon damit rechnen müssen, gefährdet zu sein, wenn zwei meiner nächsten Verwandten davon betroffen sind.

Nach der negativen Erfahrung bei meiner Mutter und Schwester wollte ich auf jeden Fall eine Insulinbehandlung vermeiden. Aber auch als erfahrener Heilpraktiker fiel es mir zunächst sehr schwer, in der Naturheilkunde eine Hilfe zu finden. Ich probierte die mir bekannten Möglichkeiten aus, unter anderem die homöopathischen Mittel Myrtillus und Syzygium, denen eine Blutzuckersenkung nachgesagt wird. Aber alles ohne Erfolg, der erste gemessene Wert von 260 mg/dl. veränderte sich kaum.

Dann erhielt ich zufällig eine Werbung für Heilpilze mit einem Hinweis auf Diabetes. Bis dahin hatte ich mich mit Heilpilzen noch nicht befasst und war sehr skeptisch. Aber ich ließ mich beraten. Man empfahl mir eine Mischung der Heilpilze Coprinus und Maitake. Die Wirkungsweise von Heilpilzen ist mir bis heute noch nicht klar. Aber ich kann bezeugen, dass sie wirksam sind. Nach einem Monat waren die Messwerte deutlich gesunken, aber auch nach weiteren Wochen nicht tief genug. Ich ergänzte meine Behandlung mit dem Nopal-Saft, ohne jedoch eine Verbesserung zu erkennen.

Ich suchte nach weiteren Möglichkeiten. Da ich schon bei den Heilpilzen angekommen war, versuchte ich es jetzt mit dem Chaga-Pilz, nicht als Pulver, sondern als Chaga-Tee. Und das war für mich ein Glückstreffer. Nach etwa sechs Wochen waren meine Blutzuckerwerte im Normalbereich und bleiben auch dort.

Bei Diabetes II empfehle ich Ihnen als erste Wahl den Chaga-Pilz. Die Anwendung ist absolut ungefährlich, so dass Sie sich selbst damit behandeln können. Bei mir reichen zwei Tassen Chaga-Tee täglich aus, um meine Blutzuckerwerte genügend abzusenken. Wie lange man bei Diabetes II den Tee trinken muss, wird individuell verschieden sein. In jedem Fall müssen Sie mit einem längeren Zeitraum rechnen, es kann auch eine Dauerbehandlung notwendig werden.

Ob Ihnen der Chaga-Pilz auch noch helfen kann, wenn Sie bereits Insulin spritzen, kann ich nicht beurteilen. Es gibt aber Erfahrungsberichte, die das bestätigen.

Wenn Sie zusätzlich zum Insulin Chaga-Tee trinken, ist es allerdings erforderlich, Ihre Zuckerwerte sehr sorgfältig zu kontrollieren, um eine Unterzuckerung zu vermeiden. Der Chaga-

Tee wird in jedem Fall Ihre Werte verringern, aber wie schnell und um wie viel, das ist nicht berechenbar. Das bedeutet, dass in den ersten Wochen die Insulindosis ständig angepasst werden muss.

Das macht sicherlich einige Mühe und wird auch Ihrem Arzt weniger gefallen. Aber Sie sollten es versuchen, allein eine Verringerung der Insulindosis ist schon wertvoll. Und wenn Sie Glück haben, können Sie ganz auf Insulin verzichten.

Noch eine Bemerkung zu den Grenzwerten. Nach den Empfehlungen für den Chaga-Pilz hat die Ernährung kaum Einfluss auf die Wirksamkeit, vorausgesetzt man ernährt sich gesund. Das bedeutet, dass Sie sich nicht unbedingt nach einem Diätplan ernähren müssen, aber soweit möglich, auf Zucker in jeglicher Form verzichten sollten. Eventuell müssen Sie auch Ihren Brot- und Kartoffelverzehr etwas einschränken. Es ist zwar richtig, dass ich an meiner Ernährung nichts ändern musste, aber jede Schnitte Brot mehr macht sich schon bemerkbar. Nach zwei Stück Kuchen gehen meine Blutzuckerwerte am nächsten Morgen auch auf 160 mg/dl hoch.

Also muss man auf solche Dinge ganz verzichten? Ich glaube das nicht, aber es ist nur meine persönliche Meinung. Wenn hin und wieder der Grenzwert überschritten wird, sehe ich darin keine Gefährdung meiner Gesundheit. Ob bei einer Überschreitung von 20 bis 30 Einheiten bereits eine Belastung der Organe eintritt, ist eher unwahrscheinlich. Selbst wenn das der Fall sein sollte, dauert es bis zu einer Schädigung viele Jahre.

Zudem ist der Grenzwert von 140 mg/dl ja keine Obergrenze für den tatsächlichen Blutzuckerwert, der nach jedem Essen ansteigt. Und um wie viel er das darf, ist nicht fest geschrieben. Ich sehe daher schon eine sinnvolle Toleranzbreite in der Größenordnung der Genauigkeit meines Messgerätes von circa 20 %.

Was mir dabei aber noch wichtiger erscheint, ist die Wirksamkeit des Chaga-Pilzes. Wenn er in der Lage ist, meine Nieren und meine Leber zu „reinigen", wird er solche kurzfristigen Belastungen auch auflösen können. Ich verlasse mich jedenfalls darauf.

Hoher Blutdruck

Die medizinische Behandlung von hohem Blutdruck ist ein besonders trauriges Kapitel. Außer Frage steht, dass sehr hoher Blutdruck ein gesundheitliches Risiko darstellt und möglichst bald abgesenkt werden muss, eben auch mit Blutdruck senkenden Medikamenten. Aber es werden heute zu früh Medikamente eingesetzt und dann nie wieder abgesetzt.

Höherer Blutdruck ist jedoch keine Erkrankung an sich. Er zeigt auf, dass der normale Kreislauf in irgendeiner Form gestört ist, zum Beispiel durch Verengung der Blutgefäße. Unser Körper, beziehungsweise unser Herz erhöht regulativ den Druck, um die innere Versorgung optimal sicher zu stellen. Ohne Behandlung der Ursachen vermindert die künstliche Absenkung des Blutdrucks die Versorgung der Zellen und kann sich auch auf unser Wohlbefinden auswirken.

Nun ist die Beseitigung der Ursachen nicht so einfach und wie der Körper den Blutdruck im Detail reguliert, ist wissenschaftlich noch nicht vollständig erforscht. Es gilt aber im Einzelfall abzuwägen, zwischen den möglichen Schäden eines höheren Blutdrucks und der allmählichen Vergiftung durch Medikamente. Über eine Pauschalierung der Grenzwerte, ist das kaum möglich.

Lange Zeit definierte die Schulmedizin den hohen Blutdruck allein am systolischen Wert, nach der Formel 100 mmHg plus Lebensalter. Danach galt ein 80 Jähriger mit einem Blutdruck von 180 mmHg noch als gesund. Im weiteren Verlauf wurde in der Praxis ein Grenzwert von 160 festgelegt, unabhängig vom Lebensalter. Heute beginnt die Behandlung mit Medikamenten bei 140 mmHg, festgelegt von der WHO, der Weltgesundheitsorganisation. Die amerikanische Gesundheitsbehörde senkte den Grenzwert im letzten Jahr sogar auf 130 mmHg. Vermutlich wird Deutschland folgen.

Fragen Sie mich jetzt nicht, in wieweit diese Herabsetzungen der Grenzwerte medizinisch begründet sind. Die dafür maßgeblichen Forschungsinstitute sind in der Hand der Pharmaindustrie. Und jede Herabsetzung bringt sehr viele neue und dauerhafte Patienten, geschätzt sind das Vielfache Millionen.

Was bedeuten diese Grenzwerte für Sie und auch für Ihren Arzt. Ihr Arzt ist an diese Vorgaben gebunden, das heißt, er steht in der Behandlungspflicht, wenn er Überschreitungen feststellt. Ein guter Arzt weiß aber auch, dass der in der Praxis gemessene Wert meist wesentlich höher liegt als der maßgebliche Wert. Die routinemäßige Blutdruckmessung in der Praxis ist daher sinnlos, es sei denn, Ihr Arzt nutzt sie, als Grundlage für die weitere Verschreibung von Blutdruck senkenden Mitteln.

Aber was ist denn der „maßgebliche Wert", wie kann ich den bei mir feststellen, oder gibt es den überhaupt nicht? Wir helfen uns mit dem Begriff „Mittelwert", die medizinische Wissenschaft hält den „Entspannungsdruck" für maßgebend, obwohl kein Arzt diese Messung anwendet, weil er dafür keine Zeit hat. Beim Entspannungsdruck sollen erregungsbedingte Erhöhungen ausgeschlossen werden. Dabei wird der Blutdruck erst nach einem längeren Prozedere mit Sitzen, Stehen und Liegen gemessen.

Nach meinen eigenen Messungen muss ich jedoch auch den Wert eines „Entspannungsdrucks" anzweifeln. Nach meiner „Chaga-Pilz-Kur" veränderte sich mein Blutdruck erkennbar nach unten. Ich wollte wissen um wie viel und protokollierte meine häufigen Messungen über einige Tage. Ohne „erregungsbedingte Erhöhungen" schwankten die Werte zwischen 104 mmHg und 161 mmHg und mit großen Differenzen auch am gleichen Tag. Wobei die höchsten Werte jeweils am späten Nachmittag lagen. Daraus kann ich nur schließen, dass wir im Grunde keine Ahnung haben, nach welchen Kriterien unser Körper den Blutdruck regelt und dass es **den** Blutdruck nicht gibt. Auch die arithmetischen

Mittelwerte waren für jeden Tag sehr verschieden. Der Mittelwert aus allen Messungen in diesem Zeitraum lag bei 126 mmHg. Auch das bleibt nur eine Schätzung, aber das reichte mir.

Nicht jedoch meinem Hausarzt. Bei einem Gesundheitsscheck zeigte sein Blutdruckgerät bei mir 164 mmHg an. Ich machte ihn darauf aufmerksam, dass meine selbst gemessenen Werte ganz wesentlich darunter liegen. Aber er zweifelte meine Messungen an und zum Beweis maß er den Blutdruck zusätzlich an meinem anderen Arm. Und der lag jetzt sogar bei 171. Also war ich fällig für Blutdruck senkende Mittel.

Ich gab jedoch nicht auf und konnte ihn zu einer Langzeit Messung überreden. Dazu hat die lobenswerte Medizintechnik ein kleines Gerät entwickelt, das man 24 Stunden bei sich trägt. Über die angelegt bleibende Manschette wird über diese Zeit alle Viertelstunde der Blutdruck gemessen und aufgezeichnet, nachts alle halbe Stunde. Zur besseren Beurteilung der einzelnen Werte, wird ein Tätigkeitsnachweis mit Uhrzeit geführt.

Aus diesen 72 Messungen ergab sich bei mir ein Mittelwert von 132 mmHg. Was meinen Erwartungen entsprach und jetzt auch meinen Arzt überzeugte. Da bei der Langzeit Messung der Blutdruck in allen Lebenslagen aufgezeichnet wird, liegen die Werte etwas höher, als die in Ruhe gemessenen.

Auch wenn Sie selbst Ihren Blutdruck messen, werden Sie feststellen, wie stark die Werte schwanken können, ohne eine Ursache dafür zu erkennen. Man kann nur aus mehreren, zeitlich verschiedenen Messungen einen Mittelwert schätzen. Wenn dieser Mittelwert unter 160 liegt, benötigen Sie zunächst keine Medikamente. Allerdings sollten Sie längerfristig versuchen auf natürlichen Wegen den Mittelwert weiter zu senken.

Der ideale Wert soll laut WHO bei 120 liegen. Aber diesen Wert müssen Sie nicht erreichen. Dieser proklamierte Wert von

120 kann sogar gefährlich werden, weil ab hier Schwindelanfälle möglich sind. Mittelwerte zwischen 130 und 140 reichen vollkommen aus. .

Wenn Ihre Mittelwerte wesentlich höher als 160 mmHg liegen, kommen Sie an einer Behandlung mit Medikamenten nicht vorbei. Sehr hoher Blutdruck ist ein Risikofaktor und muss entsprechend behandelt werden, auch wenn die chemischen Medikamente ebenso Schäden verursachen können. Achten Sie aber auch auf den diastolischen Wert, der sollte unter 95 liegen.

. Mein bisheriger Blutdruck lag bei circa 145, mit dem ich an sich schon zufrieden war. Der Chaga-Tee verringerte also gleichzeitig meinen Blutdruckwert um etwa 20 Einheiten. Was mir dabei aber wichtiger war, dass auch der zweite, der diastolische Wert um etwa 15 Einheiten verringert wurde.

Medizinisch kaum beachtet, besteht für mich ein Zusammenhang zwischen der Höhe des diastolischen Wertes und dem Zustand von Nieren und Leber. Bei Werten von 90 und darüber kann die Durchlässigkeit dieser Organe gestört sein, auch wenn sonst noch keine Krankheitszeichen erkennbar sind. Aus der Verbesserung meines diastolischen Wertes, der jetzt bei circa 70 liegt, schließe ich auf eine „Reinigung" meiner Nieren und meiner Leber.

Aus den Blutdruckwerten kann man auch auf Ihren Grundumsatz schließen, der im engen Zusammenhang mit Ihrer Schilddrüse steht. Über den Grundumsatz können Sie feststellen ob Ihre Schilddrüse eine Über- oder eine Unterfunktion hat. Der Grundumsatz, beziehungsweise seine Abweichung vom Normalen, lässt sich überschlägig mit der einfachen Formel des amerikanischen Arztes J.M. Read ermitteln:

Abweichung von der Norm in %:

0,75 x (Puls + 0,74 x Druckdifferenz) -72

Beispiel: Puls: 70, Blutdruck: 145/85

0,75 x (70 + 0,74 x 60) – 72 = +13,5 %

Bei diesem Ergebnis darf man davon ausgehen, dass die Schilddrüse normal funktioniert. Die leichte Erhöhung von 15 % liegt noch in der Fehlerbreite. Bei einer Überfunktion würden die Prozentwerte erheblich darüber liegen. Diese einfache Ermittlung ist kein ausreichender Schilddrüsenfunktionstest. Aber Sie können damit selbst überprüfen, ob Sie eine behandlungsbedürftige Über- oder Unterfunktion Ihrer Schilddrüse haben.

Nach meinen eigenen Erfahrungen bin ich überzeugt, dass mit dem Chaga-Tee jeder hohe Blutdruck verbessert werden kann. Wenn Sie bereits mit Medikamenten behandelt werden, sollten Sie deshalb nicht auf einen Versuch mit dem „Chaga-Tee" verzichten und ihn zusätzlich einsetzen. Sie müssen dann aber auch Ihre Blutdruckwerte kontrollieren und darauf achten, dass der Blutdruck nicht zu stark abfällt. Dem entsprechend wird es erforderlich sein, die Dosis Ihres Medikaments, in Abstimmung mit Ihrem Arzt zu verringern.

Herzschmerzen

Herzschmerzen sollten Sie immer möglichst bald von einem Facharzt abklären lassen, das gilt auch für leichte Herzbeschwerden. Dabei müssen Sie beachten, dass Herzschmerzen an sehr verschiedenen Stellen auftreten können. Zum Beispiel unter dem Brustbein oder im linken Arm. Trotzdem können Sie bei Herzschmerzen ohne viel Zeit zu verlieren, selbst zunächst etwas versuchen, vor allem, wenn Sie zu Blähungen neigen:

Die häufigsten Herzstiche entstehen durch Blähungen im oberen Bereich des Dickdarms, dort wo der Dickdarm nach unten abbiegt. Der geblähte Dickdarm drückt das Zwerchfell nach oben gegen die untere Herzspitze. Dieser Vorgang ist in der Medizin als „Roemheld Syndrom" bekannt, leider wird er aber häufig übersehen.

Sie können hier versuchen, unterhalb des linken Rippenbogens den Bauchbereich nach unten zu massieren, so dass sich das Zwerchfell wieder von der Herzspitze löst. Vor dem Massieren jeweils erst ausatmen. Manchmal reicht dafür auch ein kräftiges Husten. Aber nur, wenn Sie damit sofort einen Erfolg haben, das heißt Ihre Herzstiche ganz beseitigen können, nur dann können Sie zunächst mit einer sofortigen Untersuchung warten.

Aber auch, wenn Sie jetzt schmerzfrei sind, ist eine ärztliche Kontrolle notwendig. Sie sollten das Problem mit Ihrem Arzt ausführlich besprechen. Bei einem „Roemheld Syndrom" ist Ihr Herz nicht zu behandeln, sondern Ihre Verdauung.

Sodbrennen

Sodbrennen kann die verschiedensten Ursachen haben, aber nur in wenigen Fällen liegt die Ursache am Magen selbst. Der Magen „brennt" zwar, nur die Ursachen liegen weiter unten. Dementsprechend sind die meisten Magenbehandlungen gegen Sodbrennen unsinnig. Ich erinnere mich an meine ersten Magenuntersuchungen, mit dem quälenden Schlucken der Sonden. Zunächst wurde zu viel Magensäure festgestellt, ein anderes Mal zu wenig. Entsprechend unterschiedlich waren die Mittel, die mir verschrieben wurden.

Die häufigsten Ursachen für Sodbrennen liegen in den gestörten Verdauungsvorgängen der Darmbereiche, angefangen beim Zwölffingerdarm. Die Verdauung erfolgt über abgeschlossene Bereiche. Das heißt, der Zugang vom Magen zum Zwölffingerdarm bleibt solange geschlossen, bis der Zwölffingerdarm seinen Verdauungsanteil geleistet hat und den Speisebrei auch an die nächste Stufe abgeben kann. Ist dieses sensible System gestört, kommt es zu Über- oder Unterproduktion der Verdauungssäfte.

Eine wirksame Behandlung von Sodbrennen ist daher eine Sanierung der Verdauungsfunktionen. An der Verdauung sind verschiedene Organe beteiligt, so dass es auch verschiedene Ursachen für eine Störung gibt. Nach meiner Erfahrung liegt aber die häufigste Ursache in einer gestörten Bakterienkultur im Darm selbst.

Solch eine Darmsanierung durch Austausch der Bakterienkulturen ist sehr einfach und problemlos durch zu führen, zum Beispiel mit der Einnahme von Colibiogen von der Firma Laves. Hierbei werden spezielle, „gesunde" Bakterien zugeführt, die über einige Tage die ausgedienten Darmbakterien verdrängen und ersetzen.

Eine weitere Möglichkeit bietet der bereits mehrfach erwähnte Chaga-Tee. Er saniert den gesamten Verdauungskanal und verbessert das Immunsystem. Ich bekam nachts Sodbrennen, wenn ich abends sehr spät noch etwas gegessen hatte und konnte dann nicht auf der Seite liegen. Mit dem Chaga-Tee waren diese Probleme verschwunden, und ich kann jetzt ohne Einschränkung mein Abendessen genießen.

Die häufig empfohlene Darmspülung hat den Vorteil, dass alle Ablagerungen ausgeräumt werden, aber den Nachteil, dass im leeren Darm sämtliche Bakterien neu angelegt werden müssen. Zu dem wird auch der Dünndarm nicht voll erreicht.

Wenn Sie sich nur auf eine Linderung Ihres Sodbrennens beschränken wollen, empfehle ich anstelle von Säure hemmenden Mitteln das homöopathische Gastricumeel von der Firma Heel zu benutzen. Es beseitigt zwar auch nicht die Ursachen, hilft aber, ohne dem Magen zu schaden.

Verstopfung

Wohl dem, der im höheren Alter einen problemlosen Stuhlgang hat. Verstopfung ist heute ein sehr verbreitetes Übel. Als vorwiegende Ursachen für diese Zivilisationskrankheit gelten falsche Ernährung und zu vieles Sitzen. Aber so einfach kann man die Ursachen nicht einschränken. Es ist eher ein Problem mit individuellen Ursachen, wobei auch eine Veranlagung dafür eine Rolle spielt.

In Familien mit den gleichen Essgewohnheiten hat der eine ständig eine Verstopfung, die anderen aber nicht. Ich kenne einige Menschen, die fast nur sitzen und sich kaum bewegen, die alle möglichen Beschwerden haben, aber keine Verstopfung. Und das macht eine Behandlung so schwierig.

Wenn man glaubt, alle Ratschläge und Anweisungen richtig ausprobiert zu haben und sich immer noch quälen muss, dann bleiben nur noch die Abführtropfen. Und die helfen ja wirklich, es ist nur eine Frage der Dosierung.

Aber bevor Sie mit Abführtropfen beginnen, warne ich Sie: Machen Sie sich bewusst, dass Sie damit nicht mehr aufhören können. Auch ein späteres „aus Schleichen" mit immer weniger Tropfen funktioniert nicht. Ohne die ausreichende Anzahl der Tropfen gibt es keinen Stuhlgang mehr. Die Tropfenhersteller können auf Vorrat produzieren, sie haben nur treue Kunden und täglich kommen neue hinzu-

Zur Abhängigkeit und zu den Dauerkosten kommt noch hinzu, dass die Tropfen nicht so einfach vertragen werden, wie in der eindringlichen Werbung versprochen wird. Ich höre häufig Klagen über Blähungen und ständiger Unruhe im Darmbereich. Die Tropfen wirken über aggressive Reizstoffe. Inwieweit die Darmflora, unser Immunsystem geschädigt wird, darüber ist noch wenig bekannt.

Es gibt eine Reihe von natürlichen Abführmitteln und Hilfen. Auch wenn der Erfolg nicht garantiert werden kann, lohnt es sich, die auszuprobieren. Beginnen Sie mit den allgemeinen Empfehlungen:

Ausreichend zu trinken, etwa 2 Liter über den Tag verteilt.

Den Darm „erziehen", möglichst immer zur gleichen Tageszeit.

Vorher den Bauch einige Minuten im Uhrzeigerrichtung massieren.

Vor allem, wenn Sie längere Zeit gesessen haben, ein paar Bewegungsübungen machen, zum Beispiel „Standlaufen" und Beine im Wechsel anheben.

Den Brotverzehr etwas einschränken und möglichst auf Weizenbrot verzichten.

Möglichst viel Obst (vor der Mahlzeit!) und Frischgemüse essen. Zum Beispiel das Frühstück mit einem Apfel beginnen.

Ändern Sie Ihre Essgewohnheiten aber nicht schlagartig. Wenn Sie die gewohnte Verdauung „durcheinander" bringen, kann es zunächst zu einem Durchfall kommen, aber anschließend meist zu einer Verstopfung.

Als Stuhlgang fördernde Standardmittel gelten geschroteter Leinsamen oder Flohsamen und frisches, rohes Sauerkraut. Wem das langwierige Kauen von rohem Sauerkraut zu lästig ist, kann auch Sauerkraftsaft trinken.

Das sind ganz hervorragende und preisgünstige Hilfsmittel. Sie wirken nicht nur als Ballaststoffe, sie sind auch reich an Vitaminen, wie Vitamin B 12 und Omega-3 Fettsäuren. Sie tragen dazu bei, eine geschädigte Darmflora wieder auf zu bauen. Und das kann besonders wichtig sein, wenn Sie Ihre Darmflora durch Einnahme von Antibiotika zerstören mussten.

Leider reichen diese empfehlenswerten Mittel nicht immer aus, eine Verstopfung zu beseitigen. Wie bereits erwähnt ist Verstopfung ein individuelles Problem. Unsere äußerst sensible Darmfunktion kann durch viele Faktoren gestört sein. Da ist zunächst die richtige Konsistenz des Stuhls, er darf weder hart und fest noch flüssig sein. Dies kann mit Leinsamen und Sauerkraut ziemlich sicher erreicht werden. Aber wenn zum Beispiel der Enddarm sich durch Bindegewebsschwäche zu sehr ausgedehnt hat, wird der Durchmesser des Stuhls zu groß, um ihn los zu werden.

Auch Darmpolypen und innere Hämorrhoiden können den Abgang erschweren. Noch häufiger ist eine Darmträgheit, das heißt, der eigenständige, innere Stuhldrang fehlt oder ist zu schwach. Die Folge ist das mehr oder minder erfolgreiche Pressen und die dadurch entstehenden Hämorrhoiden.

Hier kann man versuchen, mit getrockneten Pflaumen oder Feigen den Stuhldrang zu verstärken. Wenn das nicht reicht, gibt es noch den „Schwedentrunk Elixier" von der Firma Infirmarius. Das ist ein stark wirkendes Pflanzenmittel, darf aber nicht bei Magen- oder Darmgeschwüren genommen werden.

Es ist ratsam bei Verstopfung auch eine Darmsanierung durch zu führen, sei es mit dem Colibiogen oder mit dem Chaga-Tee. Damit erreichen Sie mit Sicherheit eine bessere Verdauung und auch eine bessere Konsistenz des Stuhls. Bei Einer Darmträgheit wird das aber vermutlich allein nicht ausreichen.

Klistiere: *Für die erste Hilfe bei starker Verstopfung sollten Sie wenigstens zwei Klistierflaschen bereit stehen haben. Entgegen der Beschreibung brauchen Sie dafür keine fremde Hilfe. Sie müssen sich auch nicht dazu hinlegen. Auch bei Hämorrhoiden können Sie das Klistier nutzen, wenn Sie sich entsprechend* *vorsichtig bis zur Einführung vortasten und vorher etwas Salbe aufgetragen haben. Das funktioniert aber nur bei den bisher üblichen Klistieren mit kurzer, feststehender Einführung.*

Leider bieten einige Apotheken nur noch die neuartigen Klistiere an. Die haben unsinnigerweise einen längeren Einführungsschlauch, der sich nicht richtig einführen lässt, auch nicht mit fremder Hilfe. Zäpfchen und Miniklistiere regen zwar den Stuhlgang an, bleiben aber bei richtiger Verstopfung wirkungslos..

Hämorrhoiden: Hämorrhoiden entstehen durch starkes Pressen. Das Blut wird verstärkt in die Venen gedrückt, die sich nicht mehr vollständig entleeren. Es gibt innere und äußere Hämorrhoiden in verschiedenen Formen. Innere Hämorrhoiden und Darmpolypen müssen klinisch abgeklärt und entsprechend behandelt werden. Auch für die äußeren Hämorrhoiden sollten Sie ärztliche Hilfe in Anspruch nehmen, wenn Blutungen und Entzündungen vorliegen.

Die äußeren Hämorrhoiden können Sie ambulant wegoperieren lassen, aber sie kommen wieder und jede Operation hinterlässt Narben. Es gibt spezielle Hämorrhoiden Salben, die schwellen zwar ab, aber verhindern auch keine Neubildung.

Wer seine Verstopfung nicht ganz loswird, der muss mit seinen Hämorrhoiden leben. Und das geht auch weitgehend beschwerdefrei, wenn man sie „pflegt". Unter „pflegen" verstehe ich, sie täglich oder nach Bedarf mit etwas Heilsalbe einkremen, zum Beispiel mit Traumeel. Das verhindert Verhärtungen und Entzündungen und auch den Juckreiz oder das Brennen. Nach den Erfahrungsberichten soll auch der Chaga-Tee die Hämorrhoiden wieder abschwellen lassen.

Blut im Stuhl ist ein besonderes Alarmzeichen. Sie müssen aber nicht gleich in Panik verfallen. Sie können selbst erst einmal grob abgrenzen, woher das Blut stammt. Blut aus den Hämorrhoiden ist hellrot und liegt meist auf dem Stuhl. Ebenso hellrot ist das Blut aus einem Einriss am hinteren Afterrand, meist am Toilettenpapier erkennbar. Je höher der Ursprung im Verdauungsgang liegt, umso dunkler erscheint das Blut. Zum Beispiel ist es bei Dickdarmgeschwüren mittelrot und mit dem Stuhl vermischt, bei Magenblutungen ist es pechschwarz.

Bei inneren Blutungen, also bei dunklerem Blut, ist dringend eine ärztliche Behandlung notwendig. Beachten Sie aber, das auch bestimmte Nahrungsmittel den Stuhl verfärben können. Wenn Sie zum Beispiel Grünkohl gegessen haben, ist Ihr Stuhl fast schwarz gefärbt. Kleine, äußere Blutungen können Sie zunächst selbst mit Heilsalbe behandeln, aber die Blutung darf sich nicht fortsetzen.

Ob der viel gepriesene Chaga-Tee auch Verstopfungen beseitigt, kann ich nicht beurteilen, halte es aber für sehr wahrscheinlich. Meine Empfehlung: Trinken Sie die erste Portion Chaga-Tee auf nüchternen Magen. Aber nicht kalt aus dem Kühlschrank. Gießen Sie genügend heißes Wasser hinzu, so dass es ein Heißgetränk wird. Das beschleunigt die Magenpassage und "bekommt" besser.

Damit regen Sie zumindest Ihren Stuhldrang an, der bei einigen Formen von Verstopfung häufig fehlt. Über diesen Weg und nach längerer Einnahme von Chaga-Tee, können auch die Abführtropfen allmählich reduziert werden.

Wie bereits erwähnt, gibt es für eine Verstopfung die verschiedensten Ursachen. Dazu zählen auch schwere Darmerkrankungen, wie zum Beispiel Divertikulitis, Darmgeschwüre oder Darmkrebs. In einigen Ländern, wie zum Beispiel in Russland, werden auch diese Erkrankungen mit dem Chaga-Pilz behandelt.

In Deutschland gibt es darüber keine mir bekannten Erfahrungen. Wenn Sie davon betroffen sind, müssen Sie sich medizinisch behandeln lassen. Sie werden hier keinen Arzt finden, der eine

Chaga Behandlung riskieren wird. Aber Sie sollten parallel zu diesen Behandlungen, die Heilwirkung des Chaga-Pilzes nutzen.

Trinken Sie dann möglichst bald täglich 4 bis 5 größere Tassen Chaga-Tee. Die medizinische Behandlung wird dadurch nicht gestört. Fördert aber eine schnellere Abheilung, vermindert die Belastung aus Nebenwirkungen und bei Krebs die Metastasenbildung.

Erkältung

Erkältungen wie Schnupfen und Husten, lassen sich offensichtlich nicht ganz vermeiden, auch nicht mit einem intakten Immunsystem. Es wird zwar gesagt, dass die Ursache für Erkältungen nicht die Kälte ist, aber wenn ich mit frisch gewaschenen Haaren in die Kälte gehe, darf ich mit einer Erkältung rechnen.

Ist der Schnupfen einmal da, ist es sinnlos ihn zu bekämpfen. Sicherlich kann man ihn abmindern, oder die verstopfte Nase wieder öffnen. Nur die Werbung verspricht etwas anderes. Nun mag die Schleimhaut darunter leiden, aber größere Schäden müssen bei den angepriesenen Heilmitteln nicht befürchtet werden. Aber man sollte deren Einsatz schon beschränken.

Wesentlich schlimmer und unsinniger ist die medizinische Behandlung mit Antibiotika gegen Erkältungserkrankungen. Obwohl jeder Arzt weiß, dass bei Erkältungen Viren am Werk sind und keine Bakterien, werden Antibiotika verschrieben, die bekanntlich nur Bakterien bekämpfen. Das „unschlagbare" Argument ist, man wolle schlimmeres verhindern, wie zum Beispiel eine Superinfektion mit Bakterien.

Es gibt sogar Ärzte, die Erkältungen mit Cortison behandeln. Ein mir gut bekannter Chefarzt einer Klinik, half seiner Frau lästige Erkältungskrankheiten sofort los zu werden. Dass er durch die häufigen Gaben von Cortison die körpereigenen Abwehrkräfte zerstörte, konnte er erst zu spät bedauern. Seine Frau starb in jungen Jahren an einer Lungenentzündung.

Gegen Erkältungen ist leider kein Kraut gewachsen, auch mit homöopathischen Mitteln kann man nicht viel bewirken. Jedoch gibt es hier ein Mittel, mit dem Sie Erkältungen vermeiden können, es ist das Acconitum D4. Allerdings ist die Wirksamkeit auf den Zeitraum beschränkt, in dem sich eine Erkältung „anmeldet". Wenn Sie rechtzeitig, das heißt sobald Sie die ersten

Anzeichen bemerken, die Tropfen einnehmen, bleiben Sie von der Erkältung verschont. Es genügen 10 Tropfen, zwei bis dreimal wiederholt, im Abstand von einer halben Stunde.

Nachwort

In dieser Neuauflage von „fit und frisch mit 80" habe ich alle Übungen aufgenommen. die ich selbst regelmäßig ausführe. Die Standardübungen mache ich täglich, die Ergänzungsübungen im Wechsel. Für Ihre Auswahl empfehle ich Ihnen Folgendes: Wenn Ihnen nichts fehlt, beschränken Sie sich auf die Bewegungs- und Atmungsübungen. Aber auch die sind Ausgleichsübungen, die einen Bewegungsmangel ausgleichen sollen. Wenn Sie zum Beispiel zwei Stunden in frischer Luft im Garten gearbeitet haben, brauchen Sie an diesem Tag keine Ausgleichsübungen. Allerdings wären auch dann einige Lockerungsübungen sinnvoll.

Müdigkeit sollte aber kein Hinderungsgrund sein, auf die Übungen zu verzichten, Überlegen Sie nicht lange, fangen Sie einfach an und die Müdigkeit wird weniger. Denken Sie daran, dass Sie die Übungen nicht nur für Ihre Gesundheit machen, am anderen Tag fühlen Sie sich auch frischer und wohler. Sie müssen sich dabei aber nicht unter Druck setzen, Sie machen diese Übungen nur für sich. Die von mir empfohlene Häufigkeit können Sie auch allmählich steigern.

Wenn Sie sich eine Freude machen wollen, die nichts kostet, probieren Sie die Blutwell-Übung (Kreislauf aktivieren). Für mich ist diese Übung das schönste Erlebnis am Tag und die tiefe Entspannung kann jeder gebrauchen. Wenn Sie aus Krankheitsgründen die Bewegungsübungen nicht oder nur zum Teil machen können, wäre die Blutwell-Übung besonders wichtig für Sie. Dabei ersetzen Sie zwar nicht die Gelenkbewegungen, aber erreichen insgesamt eine bessere Durchblutung. Zusätzlich möchte ich Ihnen das „Japanische Heilströmen" empfehlen. Die Übung mit dem „Mitteilstrom" könnten Sie noch abends im Bett machen.

Bei Krankheiten und Beschwerden jeglicher Art kann Ihnen der "Chaga-Pilz" gute Dienste leisten. Ich verdanke dem Chaga-

Tee jedenfalls meine Befreiung von Diabetes II und die Verbesserung meines Blutdrucks auf ideale Werte. Auch die Empfindlichkeit meines Magens ist beseitigt. Es scheint sogar so, dass er das Lebensgefühl insgesamt verbessern kann.

Da es für diesen Pilz verschiedene Lieferanten mit unterschiedlichen Qualitäten gibt, empfehle ich Ihnen die Bezugsquelle für meine Anwendung: Im Internet: www.chagapilz.de

Email: Klaus Glebe: chagapilz10@gmail.com

Dort finden Sie Anleitungen zur Anwendung und zum Zubereiten des Chaga-Tees.

Literaturhinweise

Breddermann, Manfred
Arthrose, Effektive Selbstbehandlung mit der
SKG-Bewegungstherapie
BoD-Verlag - ISBN: 9783738644792

Breddermann, Manfred
Glauben oder Wissen, Reflexionen zu den Grundlagen unserer
Existenz
BoD-Verlag - ISBN: 9783744837736

Carnegie, Dale
Sorge dich nicht – lebe!
Scherz Verlag

Chopra, Deepak:
Heilung. Körper und Seele in neuer Ganzheit erfahren
Goldmann Verlag – ISBN: 9783442 219889

Coldwell, Leonard
Instinktbasierte Medizin, Wie Sie Ihre Krankheit und Ihren Arzt
überleben
Jim Humble-Verlag – ISBN: 9789088791260

Glebe, Klaus
Der geheimnisvolle Chaga Pilz
Independently publ.- ISBN: 9781521582800

Heimel, Heinrich
Blutwell-Übungen, Das ideale Herz- und Kreislauf-Training
Heinrich Schwab Verlag

Hollerbach, Lothar
Der Quanten-Code
Ullstein Verlag – ISBN: 9783548745619

Kelder, Peter:
Die fünf „Tibeter". Das alte Geheimnis der Quelle der Jugend
Knaur Verlag – ISBN: 342677654 5

Krishnamurti, Jiddu
Einbruch in die Freiheit
Aquamarin Verlag – ISBN: 3894271000

Lehmann, Edith
Fühle Dich gesund und lebe!
BoD Verlag – ISBN: 9783741275616

Rieger-Krause, Waltraud
Jin Shin Jyutsu, Die Kunst der Selbstheilung
Südwest Verlag – ISBN: 9783517068206

Scheinfeld, Robert
Raus aus dem Geld-Spiel
Rowohlt Verlag – ISBN: 9783499629952

Sielmann, Dieter
Medi-Taping, Schmerzfrei im Handumdrehen
Haug Verlag _ ISBN: 3830421168

Schlieske, Ingrid
Japanisches Heilströmen, Altes Volkswissen zur Selbsthilfe
Rowoht Verlag – ISBN: 3499620561

Thöns, Matthias
Patient ohne Verfügung
Piper Verlag – ISBN: 9783492057769

Tolle, Eckhart
Jetzt! Die Kraft der Gegenwart
Kamphausen Verl. – ISBN: 9783899013016

Waldeck, Felicitas
Jin Shin Jyutsu, schnelle Hilfe und Heilung von A-Z durch
Auflegen der Hände
Nymphenburger Verlag -ISBN: 3485009091

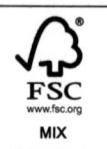